Das Pflegegutachten

Antragstellung, Begutachtung, Bewilligung

Stefan Palmowski arbeitet als Pflegeexperte im Programm „Versorgung verbessern – Patienten informieren" der Bertelsmann Stiftung. Davor war er für die Unabhängige Patientenberatung Deutschland UPD tätig.

Immer aktuell
Wir informieren Sie über wichtige Aktualisierungen zu diesem Ratgeber. Wenn sich zum Beispiel die Rechtslage ändert, neue Gesetze oder Verordnungen in Kraft treten, erfahren Sie das unter: **www.ratgeber-verbraucherzentrale.de/aktualisierungsservice**

1. Auflage 2017
© Verbraucherzentrale NRW, Düsseldorf

Das Werk einschließlich aller seiner Teile ist urheberrechtlich geschützt. Jede Verwertung, die nicht ausdrücklich vom Urheberrechtsgesetz zugelassen ist, bedarf der vorherigen Zustimmung der Verbraucherzentrale NRW. Das gilt insbesondere für Vervielfältigungen, Bearbeitungen, Übersetzungen, Mikroverfilmungen und die Einspeicherung und Verarbeitung in elektronischen Systemen. Das Buch darf ohne Genehmigung der Verbraucherzentrale NRW auch nicht mit (Werbe-)Aufklebern o. Ä. versehen werden. Die Verwendung des Buches durch Dritte darf nicht zu absatzfördernden Zwecken geschehen oder den Eindruck einer Zusammenarbeit mit der Verbraucherzentrale NRW erwecken.

ISBN 978-3-86336-078-8
Printed in Germany

Ein Wort vorweg

Pflegebedürftig zu sein, dieses Schicksal kann jeden ereilen. Und zwar nicht nur im Alter, auch junge Menschen können durch Krankheit oder Unfall plötzlich auf fremde Hilfe angewiesen sein. Das Risiko, pflegebedürftig zu werden, steigt allerdings mit zunehmendem Lebensalter. Die immer besser werdende medizinische Versorgung, die Möglichkeiten, sich ausreichend zu ernähren, und die Verringerung von Gesundheitsgefahren im Alltag haben dazu geführt, dass wir immer älter werden. Das allgemeine Risiko der Pflegebedürftigkeit ist somit auch eine Folgeerscheinung unserer Wohlstandsgesellschaft. Wer pflegebedürftig ist, benötigt in erster Linie persönliche Unterstützung durch Familie und Freunde, aber häufig auch eine (kosten)aufwendige Unterstützung durch Pflegefachkräfte. Um dieses enorme finanzielle Risiko für breite Teile der Bevölkerung abzusichern, wurde 1995 die Pflegeversicherung als weiterer Baustein der sozialen Absicherung eingeführt.

Mit den jüngsten Gesetzesänderungen, den sogenannten **Pflegestärkungsgesetzen,** wurden einige grundlegende Dinge bei der Pflegeversicherung geändert. Der Leistungsanspruch für Pflegebedürftige sollte ausgebaut und auch der Begriff der **„Pflegebedürftigkeit"** neu geregelt werden. Bislang gab es im Wesentlichen drei Pflegestufen, eine Härtefallregelung für besonders schwer pflegebedürftige Menschen und einige ergänzende Leistungen für Menschen mit eingeschränkter Alltagskompetenz, wie sie zum Beispiel bei demenziell Erkrankten vorkommt. Die Pflegestufen fallen nun weg und weichen **fünf Pflegegraden.** Im alten System galt, dass nur, wer ein bestimmtes Maß an Hilfe – gemessen in Minuten – benötigte, Leistungen erhielt. Sowohl dieser Begriff von Pflegebedürftigkeit, der sich vor allem an körperlichen Einschränkungen orientierte, als auch das Begutachtungsverfahren standen lange in der Kritik. Nicht selten gab es beim Einstufungsverfahren

Auseinandersetzungen, wenn nach Einschätzung des Gutachters die nächsthöhere Pflegestufe gerade nur um eine Minute unterschritten wurde.

Dies soll nun mit einem neuen Verständnis von Pflegebedürftigkeit und einem dazugehörigen neuen Begutachtungsverfahren anders werden. Zudem sollen mit dem neuen System alle Pflegebedürftigen einheitlicher begutachtet und die Leistungen gerechter verteilt werden. Im Rahmen der neuen Begutachtung werden sowohl körperliche, als auch geistige Fähigkeiten und Einschränkungen in Bezug auf die Selbstversorgung und Alltagsaktivitäten zusammen betrachtet. Darüber hinaus ist eine der wichtigsten Änderungen, dass im Rahmen der Begutachtung keine Minuten mehr gezählt werden müssen, sondern der Gutachter nun anhand festgelegter Kriterien einschätzen muss, wie selbstständig oder unselbstständig der Betreffende ist. Mit diesem einheitlichen Verfahren soll es zukünftig auch keine Nachteile mehr für Menschen mit geistigen Behinderungen oder demenziellen Erkrankungen geben, deren Unterstützungsbedarf vorher zum Teil unter den Tisch gefallen war.

Es gilt allerdings noch immer: Wer Leistungen der Pflegeversicherung bekommen möchte, muss einen **Antrag bei seiner Pflegekasse** stellen und von ihr als pflegebedürftig eingestuft werden. Um das Ausmaß der Pflegebedürftigkeit und damit den Anspruch auf Leistungen der Pflegekasse zu ermitteln, kommt ein **Gutachter** zum Hausbesuch beim Antragsteller. Ist der Versicherte Mitglied der sozialen (gesetzlichen) Pflegeversicherung, erfolgt die Begutachtung in der Regel durch den Medizinischen Dienst der Krankenversicherung (MDK). Bei Privatversicherten meldet sich ein Gutachter der Firma Medicproof an. Schon länger ist es so, dass Pflegekassen auch private Gutachter mit der Erstellung eines Pflegegutachtens beauftragen können und mindestens drei davon zur Auswahl geben müssen, wenn die Begutachtung nicht innerhalb von vier Wochen erfolgt ist. Die Begutachtung ist die zentrale Voraussetzung für eine Einstufung als „pflegebedürftig". Für Betroffene wie Angehörige ist der Besuch der Gutachter somit ein überaus wichtiger Termin.

Dieser Ratgeber will Ihnen Hilfestellungen geben, damit Sie sich auf eine bevorstehende Begutachtung vorbereiten können. Er informiert, worauf die Gutachter ein Auge haben und mit welchen Fragen zu rechnen ist. Neben einem kurzen Überblick über das Verfahren und die Leistungen der Pflegeversicherung beschreiben wir den Weg von der Beantragung über das Pflegegutachten bis zum Pflegegrad. Verhaltenstipps für den Besuch des Gutachters fehlen ebenso wenig wie ein Musterbrief für den Fall, dass Sie Widerspruch gegen den Bescheid der Pflegekasse einlegen wollen.

Inhalt

3 Ein Wort vorweg

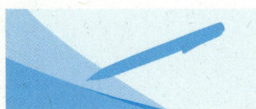

8 Pflegebedürftig? – Vom Antrag bis zur Leistung

8 Pflegebedürftigkeit ist Definitionssache
11 Der Antrag bei der Pflegekasse
17 Pflegezeit und Kurzzeitige Arbeitsverhinderung
20 Familienpflegezeit
20 Leistungen der Pflegeversicherung

26 Der Medizinische Dienst – 10 Fragen zur Begutachtung beim Ortstermin

27 1. Was wird geprüft?
28 2. Wie werden die Bereiche zusammengerechnet?
33 3. Wer führt die Begutachtung durch?
34 4. Wann findet die Begutachtung statt?
35 5. Wo findet die Begutachtung statt?
37 6. Welche Unterlagen benötigt der Gutachter?
37 7. Wie läuft die Begutachtung ab?
40 8. Welche Kriterien sind für den Pflegegrad von Bedeutung?
45 9. Kann eine Begutachtung im Ausland stattfinden?
46 10. Welche Rechte und Pflichten habe ich während der Begutachtung?

47 Die Begutachtung von Kindern

48 Vorgehensweise bei der Begutachtung

Inhalt

50 Wenn der Gutachter kommt: Vorbereitung und Ablauf

- 51 Was vor dem Gutachterbesuch zu tun ist
- 54 Was beim Ortstermin mit dem Gutachter zu beachten ist
- 56 Unterstützung durch Pflegeberatungsstellen

60 Pflegegutachten und Pflegebescheid: Anfechtung von Bescheiden

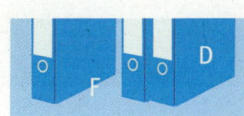

- 61 Wenn der Pflegebescheid eintrifft
- 63 Falls erforderlich: Widerspruch einlegen

69 Anhang

- 69 Checkliste für den Pflegebedarf
- 72 Modul 1 – Mobilität
- 77 Modul 2 – Kognitive und kommunikative Fähigkeiten
- 89 Modul 3 – Verhaltensweisen und psychische Problemlagen
- 103 Modul 4 – Selbstversorgung
- 120 Modul 5 – Bewältigung von und selbstständiger Umgang mit krankheits- oder therapiebedingten Anforderungen und Belastungen
- 130 Modul 6 – Gestaltung des Alltagslebens
- 140 Weitere Notizen zur Vorbereitung des Gutachtertermins
- 141 Notizen nach dem Besuch des Gutachters
- 142 Glossar
- 147 Stichwortverzeichnis
- 148 Adressen
- 152 Impressum

Pflegebedürftig? – Vom Antrag bis zur Leistung

Was ist zu tun, wenn ich einen Antrag bei der Pflegeversicherung stellen möchte? Antworten darauf finden Sie in diesem Kapitel:

- Die Leistungen der Pflegeversicherung
- Der Antrag bei der Pflegekasse
- Die Wartezeiten

Pflegebedürftigkeit ist Definitionssache

Die Pflegeversicherung ist keine Vollversicherung. Im elften Sozialgesetzbuch (häufig abgekürzt als SGB XI) und in den Richtlinien zu seiner Ausführung ist genau festgelegt, welche Voraussetzungen erfüllt sein müssen, um Anspruch auf Leistungen aus den Töpfen der Pflegeversicherung zu haben. Den Begriff der Pflegebedürftigkeit fasst das Pflegeversicherungsgesetz dabei sehr eng. Grundsätzlich ist man nach dem Gesetz nur dann pflegebedürftig, wenn ganz bestimmte Voraussetzungen erfüllt sind:

1. Es müssen gesundheitlich bedingte **Beeinträchtigungen der Selbstständigkeit oder der Fähigkeiten** vorliegen.

2. Dadurch muss Hilfe durch andere Personen notwendig sein.

3. Die körperlichen, kognitiven (das Denkvermögen betreffende) oder psychischen Beeinträchtigungen oder Belastungen der Betroffenen müssen so stark sein, dass sie diese nicht selbstständig ausgleichen oder bewältigen können.

4. Die Pflegebedürftigkeit muss auf **Dauer,** voraussichtlich für mindestens sechs Monate vorliegen.

5. Die **Schwere** der Pflegebedürftigkeit muss einen bestimmten Grad überschreiten.

Auch die Bereiche, in denen der Hilfebedarf erfasst wird, wurden vom Gesetzgeber genau vorgegeben. Wichtig zu wissen: Es geht bei der Bewertung des Gutachters nicht um die Schwere der Krankheit oder das Vorliegen bestimmter Diagnosen, sondern allein um das Maß der Selbstständigkeit und krankheitsbedingen Auffälligkeiten in den folgenden Bereichen bzw. **Modulen,** die für die Pflege bedeutsam sind:

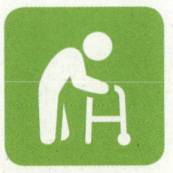 1. **Mobilität**

 2. **Kognitive (geistige) und kommunikative Fähigkeiten**

 3. **Verhaltensweisen und psychische Problemlagen**

 4. **Selbstversorgung**

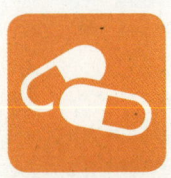 5. **Bewältigung von und selbstständiger Umgang mit krankheits- oder therapiebedingten Anforderungen und Belastungen**

 6. **Gestaltung des Alltagslebens und sozialer Kontakte**

Welche Kriterien innerhalb dieser Bereiche im Einzelnen gelten, erfahren Sie auf den Seiten 42 und 72 ff.

Gut zu wissen

Bei steigender Pflegebedürftigkeit ist in der Regel häufig die **Fähigkeit zur selbstständigen Haushaltsführung** eingeschränkt. Entsprechende Fähigkeiten werden vom Gutachter zwar abgefragt, gehen aber nicht direkt in die Bestimmung des Pflegegrades ein, sondern dienen im Wesentlichen als Hintergrundinformation, um einen individuellen Versorgungsplan erstellen zu können, auf den Sie ein Anrecht haben.

Der Antrag bei der Pflegekasse

Leistungen aus der Pflegeversicherung müssen schriftlich bei der Pflegekasse beantragt werden. Die Pflegekasse ist immer bei der jeweiligen Krankenkasse angesiedelt, bei der der Pflegebedürftige versichert ist. Dort erhalten Sie die notwendigen Formulare und können sich auch über die Antragstellung selbst und die verschiedenen Leistungen informieren.

Als Antrag reicht zunächst ein formloses Schreiben an die Pflegekasse. Sie ist an die Krankenkasse angeschlossen. Wer bei der AOK krankenversichert ist, muss sich also an die AOK-Pflegekasse wenden, Versicherte der Techniker Krankenkasse (TK) an die TK-Pflegekasse. Privatversicherte müssen Ihre private Pflegeversicherung kontaktieren. Den Antrag stellt immer die pflegebedürftige Person selbst. Dafür reicht theoretisch auch ein Anruf bei der Pflegekasse. Notieren Sie sich in diesem Fall aber unbedingt das Datum des Anrufs und zusätzlich auch den Namen des Sachbearbeiters. So können Sie später überprüfen, ob die Pflegeversicherung tatsächlich vom Antragsmonat an zahlt und können konkreter nachhaken, wenn sich nach dem Anruf nichts tun sollte. Die Pflegekassen schicken anschließend ein Antragsformular an den Pflegebedürftigen. Viele Kassen bieten das Formular auch im Internet zum Herunterladen an. Sie dürfen als Angehöriger den Antrag für den Pflegebedürftigen ausfüllen. Er muss als Versicherter aber selbst unterschreiben. Ist er dazu nicht in der Lage, muss ein Bevollmächtigter für ihn unterzeichnen.

 Gut zu wissen

Die Pflegekasse ist verpflichtet, einen Monat rückwirkend zu zahlen, wenn der **Antrag** nicht später als einen Monat nach Eintritt der Pflegebedürftigkeit gestellt wurde. Deshalb sollte Ihr Angehöriger den Antrag spätestens einen Monat nach Eintritt der Pflegebedürftigkeit stellen. Nur dann zahlt die Pflegekasse ab Beginn des Monats der Antragstellung. Ein Beispiel: Herr Lohmann ist nach einem Sturz am 12.2. nicht mehr mobil und braucht Hilfe beim Waschen und Anziehen. Weil er zunächst glaubte, dass es ihm bald besser geht, stellt er erst am 28.3. einen Antrag auf Pflegeleistungen. Nachdem die Pflegekasse einen Pflegegrad anerkannt hat, bekommt Herr Lohmann rückwirkend ab 1.3. Leistungen der Pflegeversicherung bezahlt. Hätte er den Antrag bereits am 10.3. gestellt, stünden ihm diese Leistungen ab 12.2. zu.

In der Folge überprüft die Kasse, ob die Voraussetzungen für einen Pflegegrad erfüllt sind, also zumindest eine „geringe Beeinträchtigungen der Selbstständigkeit oder der Fähigkeiten" vorliegt. Dies entspräche nämlich Pflegegrad 1 und hätte zur Folge, dass der Betroffene Anspruch auf bestimmte Leistungen hat. Zu diesem Zweck sagen sich Mitarbeiter des Medizinischen Dienstes der Krankenkassen (MDK) oder von der Kasse beauftragte freie Gutachter zum Hausbesuch an. Sie klären ab, welche Tätigkeiten des täglichen Lebens die pflegebedürftige Person noch selber erledigen kann und wo dauerhafte Hilfe benötigt wird. Der

Gutachter leitet das Gutachten an die Pflegekasse weiter. Und auf Grundlage dieses Gutachtens entscheidet die Kasse, ob Pflegebedürftigkeit vorliegt und welcher Pflegegrad anerkannt wird.

In fünf Schritten vom Antrag bis zum Bescheid

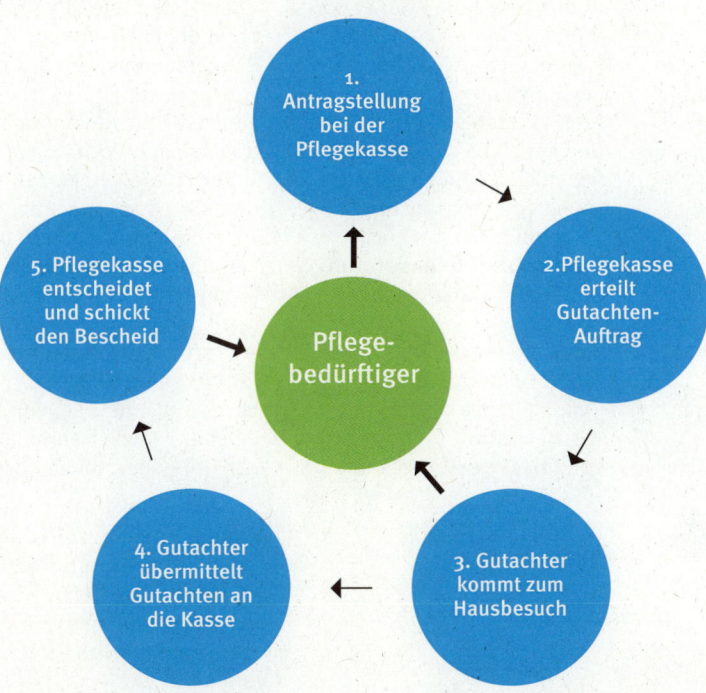

Den Antrag zu bearbeiten und zu prüfen, die Begutachtung und den Leistungsbescheid zu erstellen, das braucht Zeit. Doch niemand muss sich in endloser Geduld üben, bis die Leistungen bewilligt werden. Hing die Wartezeit früher noch zum Teil davon ab, in welcher Region man wohnte oder wie viele Begutachtungsaufträge der MDK gerade in Bearbeitung hatte, gibt es mittlerweile konkrete gesetzliche Vorgaben zu den maximal zulässigen Wartezeiten.

Maximal zulässige Wartezeiten

	Pflegebedürftiger wird zu Hause betreut	Pflegebedürftiger ist in der Reha, im Krankenhaus, im Hospiz oder in ambulanter Palliativpflege
Unverzüglich	1. **Information** durch die Kasse über kostenfreie Pflegeberatung, die nächstgelegenen Pflegestützpunkte, über Leistungs- und Preisvergleichslisten von Anbietern und spezielle Verträge zwischen Kasse und einzelnen Diensten oder Häusern 2. Angebot eines konkreten **Termins zur Pflegeberatung** (innerhalb von 2 Wochen) oder Ausgabe eines **Gutscheins für Pflegeberatung** (zur Einlösung innerhalb von 2 Wochen) sowie Nennung von Pflegeberatungsstellen	1. **Information** durch die Kasse über kostenfreie Pflegeberatung, die nächstgelegenen Pflegestützpunkte, über Leistungs- und Preisvergleichslisten von Anbietern und spezielle Verträge zwischen Kasse und einzelnen Diensten oder Häusern 2. Angebot eines konkreten **Termins zur Pflegeberatung** (innerhalb von 2 Wochen) oder Ausgabe eines **Gutscheins für Pflegeberatung** (zur Einlösung innerhalb von 2 Wochen) sowie Nennung von Pflegeberatungsstellen
Innerhalb einer Woche		**Begutachtung,** wenn dies zur Sicherstellung der weiteren Versorgung notwendig ist oder **Pflegezeit angekündigt** oder **Familienpflegezeit vereinbart** ist
Innerhalb von 2 Wochen	**Begutachtung,** wenn **Pflegezeit angekündigt** oder **Familienpflegezeit vereinbart** ist	**Pflegeberatung** über Gutschein oder Terminvermittlung durch die Pflegekasse
Innerhalb von 4 Wochen	Begutachtung im Normalfall	Begutachtung im Normalfall

Im Normalfall dürfen zwischen Antragstellung und der Begutachtung höchstens 20 Arbeitstage liegen. Kann die Pflegekasse innerhalb dieser Zeit keine Begutachtung organisieren, muss sie dem Antragsteller mindestens drei (unabhängige) Alternativgutachter benennen, mit denen er dann einen Termin vereinbart. **Darüber hinaus gilt, dass zwischen Antragstellung und der Entscheidung der Pflegekasse höchstens 25 Arbeitstage (5 Wochen) liegen dürfen.** Es sei denn, es gelten die verkürzten Begutachtungsfristen. Es gilt das Datum, an dem der formlose Antrag bei der Krankenkasse eingegangen ist. Haken Sie nach, falls Sie bei Fristende immer noch nichts von der Pflegekasse gehört haben. Die Pflegekasse muss für jede weitere angefangene Woche, die verstreicht, 70 Euro an den Antragsteller zahlen.

➜ **Gut zu wissen**

Die **25-Tage-Frist** gilt nicht für das Jahr 2017. Wegen der Umstellung auf das neue System darf die Entscheidung der Pflegekasse in der Übergangszeit länger dauern, ohne dass Antragsteller Anspruch auf Entschädigung haben. Ab 2018 müssen die Pflegekassen die Frist aber einhalten. Ausnahmen gelten hier bei besonderer Dringlichkeit – momentan ist aber noch nicht einheitlich geregelt, was als besonders dringlich gilt. Im Zweifel sollten Sie bei der Antragstellung auf eine besondere Lage hinweisen.

Möchten Sie als Angehöriger Pflegezeit oder Familienpflegezeit (→ Seite 17 ff.) in Anspruch nehmen, sollten Sie auch das der Pflegekasse bereits auf dem Antragsformular mitteilen. Dann muss die Pflegekasse innerhalb von zwei Wochen nach Antragstellung einen Gutachter schicken. Der Gutachter wiederum muss den Versicherten umgehend darüber informieren, welche Empfehlung er an die Pflegekasse weitergeleitet hat. Der Grund: Die Pflegezeit und die

Familienpflegezeit sind an das Vorliegen einer Pflegebedürftigkeit geknüpft. Durch die schnelle Bearbeitung soll verhindert werden, dass Beschäftigte diese Auszeit beantragen und dann feststellen, dass sie die Voraussetzungen nicht erfüllen.

Befindet sich der Pflegebedürftige im Krankenhaus, in einem Hospiz oder in einer Rehabilitationseinrichtung, muss die Begutachtung sogar innerhalb einer Woche erfolgen, wenn nur so die weitere ambulante und stationäre Versorgung sichergestellt werden kann. Auch dann sollte der Bescheid der Pflegekasse kurze Zeit später vorliegen.

Gut zu wissen

Privatversicherte werden nur ausnahmsweise im Krankenhaus oder in einer stationären Rehabilitationseinrichtung durch die Ärzte oder Pflegefachkräfte von Medicproof begutachtet. Üblich ist die sogenannte Vorab-Einstufung. Dabei wird der Pflegebedarf anhand der medizinischen Unterlagen geprüft und ein vorläufiger Pflegegrad festgelegt. Die eigentliche Begutachtung erfolgt erst, wenn der Versicherte wieder zu Hause ist. Wurde der Pflegegrad zu niedrig angesetzt, bekommt der Versicherte rückwirkend den höheren Betrag gezahlt. Wurde er bei der Vorabprüfung zu hoch eingestuft, muss er aber nichts zurückzahlen.

Pflegezeit und kurzzeitige Arbeitsverhinderung

Vor allem in der ersten Zeit der Pflegebedürftigkeit muss von Angehörigen in der Regel viel organisiert werden. Für berufstätige Menschen kein leichtes Unterfangen. Um die Situation der Angehörigen in diesem Punkt zu verbessern, hat der Gesetzgeber die sogenannte Pflegezeit eingeführt und den Arbeitnehmern darüber hinaus noch die Möglichkeit gegeben, zur Organisation einer akuten Pflegesituation für bis zu zehn Tage von der Arbeit fernzubleiben. Der Arbeitgeber muss den Lohn für diese Zeit nicht weiterzahlen, allerdings bekommt man von der Pflegekasse ein Pflegeunterstützungsgeld als Lohnersatzleistung. Die Höhe beträgt 90 Prozent des Nettoverdienstes, ist jedoch (Stand 2017) auf maximal 101,50 Euro pro Tag begrenzt. Im Rahmen der Pflegezeit kann dann eine längerfristige (unbezahlte) Freistellung durch den Arbeitgeber erfolgen. Die folgende Tabelle gibt Ihnen einen Überblick über Umfang und Grenzen dieser rechtlichen Möglichkeiten.

Gut zu wissen

Angehörige im Sinne des Gesetzes sind Großeltern und Eltern, Schwiegereltern, Ehegatten, Lebenspartner, Partner in einer eheähnlichen Gemeinschaft, Geschwister, Kinder, Adoptiv- oder Pflegekinder, die Kinder, Adoptiv- oder Pflegekinder des Ehegatten oder Lebenspartners, Schwiegerkinder und Enkelkinder sowie **Stiefeltern**, Schwägerinnen und Schwäger sowie **lebenspartnerschaftsähnliche Gemeinschaften.**

Pflegezeiten im Überblick

	Worum geht es?	Wer kann es in Anspruch nehmen?	Was ist noch zu beachten?
Kurzzeitige Arbeitsverhinderung	Arbeitnehmer können bis zu zehn Tage von der Arbeit fernbleiben, um die Pflege von nahen Angehörigen zu organisieren.	Alle Arbeitnehmer und Auszubildenden, die einen nahen Angehörigen haben, bei dem Pflegebedürftigkeit akut aufgetreten ist.	Anspruch auf Pflegeunterstützungsgeld als Lohnersatz – nach Antrag bei der Pflegekasse in der Regel 90 Prozent des Nettolohnes für diese Zeit.
Pflegezeit bei Betreuung in häuslicher Umgebung	Arbeitnehmer können sich bis zu sechs Monate unbezahlt teilweise oder ganz von der Arbeit freistellen lassen, um einen nahen Angehörigen zu Hause zu pflegen.	Alle Arbeitnehmer und Auszubildenden, die einen nahen Angehörigen pflegen, der mindestens Pflegegrad 1 hat, und die in einem Betrieb mit mehr als 15 Beschäftigten arbeiten.	In der Regel gibt es keine Lohnfortzahlung. Die Pflegezeit muss mindestens zehn Arbeitstage vor Beginn schriftlich beim Arbeitgeber angekündigt werden. Auch eine teilweise Freistellung ist möglich.

Fortsetzung → Seite 19

 TIPP

Bei der Berechnung des Darlehens hilft der Familienpflegezeit-Rechner: http://www.bafza.de/aufgaben/alter-und-pflege/familienpflegezeit/familienpflegezeit-rechner.html

	Worum geht es?	Wer kann es in Anspruch nehmen?	Was ist noch zu beachten?
Pflegezeit bei Betreuung in häuslicher Umgebung (Fortsetzung)			Bei vollständiger Reduzierung der Arbeitszeit ist der Arbeitnehmer nicht mehr über den Arbeitgeber sozialversichert. Um den Ausfall des Einkommens aufzufangen, kann beim Bundesamt für Familie und zivilgesellschaftliche Aufgaben ein zinsloses Darlehen beantragt werden. In besonderen Härtefällen kann es sein, dass die Betroffenen später weniger oder den Kredit auch gar nicht mehr zurückzahlen müssen.
Pflegezeit bei pflegebedürftigen Minderjährigen	Ebenfalls Anspruch auf bis zu sechs Monate unbezahlte Freistellung. Die Betreuung kann aber auch außerhalb der häuslichen Umgebung (zum Beispiel in einer Pflegeeinrichtung oder in einem Hospiz) erfolgen.		
Pflegezeit in der Sterbephase	Hier kann eine bis zu dreimonatige Freistellung erfolgen.	Voraussetzung ist eine begrenzte Lebensdauer von Wochen oder Monaten, die durch ein ärztliches Zeugnis nachgewiesen werden muss. Die Pflege muss nicht zu Hause erfolgen.	

Familienpflegezeit

Der Begriff der Familienpflegezeit beschreibt eine Möglichkeit für Arbeitnehmer, die einen pflegebedürftigen Angehörigen längerfristig pflegen möchten. Die Arbeitnehmer können in Absprache mit dem Arbeitgeber die Arbeitszeit für die Dauer von maximal zwei Jahren auf bis zu 15 Stunden pro Woche reduzieren. Der Wunsch, die Teilzeitregelung nach dem Familienpflegezeit-Gesetz in Anspruch zu nehmen, muss dem Arbeitgeber mindestens acht Wochen vorher schriftlich angekündigt werden. Dabei muss auch angegeben werden, in welchem Umfang die Stelle reduziert werden soll und wie sich der Arbeitnehmer die Verteilung der Stunden vorstellt. Um den fehlenden Lohn ein wenig auszugleichen, kann beim Bundesamt für Familie und zivilgesellschaftliche Aufgaben ein zinsloses Darlehen beantragt werden. Die maximale Höhe richtet sich nach dem Unterschied des Nettogehaltes vor und während der Pflegezeit.

Leistungen der Pflegeversicherung

Die Höhe der Leistungen, die ein Pflegebedürftiger von seiner Pflegekasse (beziehungsweise seinem privatem Versicherungsunternehmen) erwarten kann, ist gesetzlich festgelegt. Grob kann unterschieden werden zwischen

- den Leistungen bei häuslicher Pflege und
- den Leistungen bei vollstationärer Pflege.

Die wichtigsten Leistungen bei häuslicher Pflege können weiter unterteilt werden in

- Sachleistungen,
- Geldleistungen und
- Kombinationsleistungen.

Gut zu wissen

Neben diesen grundlegenden Leistungen beinhaltet die Pflegeversicherung auch noch **weitere Hilfen** zur Unterstützung von Pflegebedürftigen und deren Angehörigen (-> nachfolgende Tabelle). Ausführliche Informationen rund um die verschiedenen Leistungen finden Sie in dem Ratgeber „Pflegefall – was tun?" der Verbraucherzentrale (www.verbraucherzentrale-ratgeber.de).

Sachleistungen bedeutet in diesem Zusammenhang, dass ein zugelassener Dienstleister die Pflege oder die Betreuung übernimmt. Dies können dann ambulante Pflegedienste, aber auch speziell auf Betreuung ausgerichtete Angebote sein. Der Pflegedienst rechnet seine Leistungen dann – bis zu einem Höchstbetrag für den jeweiligen Pflegegrad – direkt mit der Pflegekasse ab. Anstelle dieser Sachleistung kann auch Pflegegeld bezogen werden. Das bekommen die Versicherten direkt überwiesen, damit sie die Hilfe von Angehörigen, Bekannten, Nachbarn oder anderen Helfern entlohnen können. Sachleistungen und Pflegegeld lassen sich auch kombinieren: Mit einem Teil des zur Verfügung stehenden Geldes wird dann ein professioneller Pflegedienst finanziert, mit dem restlichen Teil private Hilfen (→ Seite 24).

Die Pflegeleistungen im Überblick

Hinweis: Zu allen Fachbegriffen finden Sie Erläuterungen im Glossar (→ Seite 142).

Bei ambulanter Pflege:
- Pflegesachleistung
- Pflegegeld für selbst beschaffte Pflegehilfen
- Kombination von Geld- und Sachleistung

- Häusliche Pflege bei Verhinderung der Pflegeperson
- Kurzzeitpflege
- Zusätzliche Betreuungs- und Entlastungsleistungen
- Leistungen zur sozialen Sicherung der Pflegeperson
- Zusätzliche Leistungen bei Pflegezeit und kurzzeitiger Arbeitsverhinderung
- Pflegekurse für Angehörige und ehrenamtliche Pflegepersonen

Bei stationärer Pflege:
- Vollstationäre Pflege
- Pflege in vollstationären Einrichtungen der Hilfe für behinderte Menschen

Mischformen (ambulante und stationäre Pflege):
- Tages- und Nachtpflege
- Zusätzliche Leistungen für Pflegebedürftige in ambulant betreuten Wohngruppen

Bei Pflegegrad 1 werden nur diese Leistungen gewährt:
- Pflegeberatung und Beratung in der eigenen Häuslichkeit
- (zusätzliche) Leistungen für Pflegebedürftige in ambulant betreuen Wohngruppen
- Pflegehilfsmittel
- Zuschüsse zur Verbesserung des Wohnumfeldes
- Zusätzliche Betreuung in stationären Pflegeeinrichtungen
- Pflegekurse für Angehörige und ehrenamtliche Pflegepersonen
- Entlastungsbetrag

Wichtig: Die Pflegeversicherung ist eine Teilkasko-Versicherung. Sie deckt nur einen Teil der anfallenden Pflegekosten ab. Den Rest müssen Pflegebedürftige aus eigener Tasche bezahlen. Für jeden Pflegegrad gibt es feste Beträge, die bei ambulanter oder stationärer Pflege gezahlt werden. Wer zu Hause gepflegt wird, kann zwischen Pflegegeld, Pflegesachleistungen und Kombinationsleistungen wählen.

Die Pflegesätze ab 1. Januar 2017

	Pflegegrad 1	Pflegegrad 2	Pflegegrad 3	Pflegegrad 4	Pflegegrad 5
Pflegegeld	0	316 €	545 €	728 €	901 €
Pflegesachleistungen	0	689 €	1.298 €	1.612 €	1.995 €
Tages- und Nachtpflege	0	689 €	1.298 €	1.612 €	1.995 €
Entlastungsbetrag	125 €	125 €	125 €	125 €	125 €
Stationäre Pflege	125 €	770 €	1.262 €	1.775 €	2.005 €

Beispiel

Karin Bertram ist nach einem leichten Schlaganfall auf regelmäßige Hilfe angewiesen. Sie bekommt nach gutachterlicher Einschätzung den Pflegegrad 2 zugesprochen. Da die Pflege noch in vollem Umfang von ihrer Familie übernommen werden kann, wählt Karin Bertram **Pflegegeld** und erhält monatlich 316 Euro zur freien Verwendung für die familiäre Hilfe.

Daneben stehen Pflegebedürftigen weitere Leistungen zu, etwa für Kurzzeit-, Verhinderungs- und Tagespflege, Hilfsmittel oder den Wohnungsumbau. Was das genau ist und wie viel Geld zur Verfügung steht, erfahren Sie im folgenden Abschnitt.

Das Pflegegeld wird ausgezahlt, wenn ein Pflegebedürftiger ausschließlich von einer ehrenamtlichen Pflegeperson versorgt wird, zum Beispiel von einem Angehörigen. Er kann das Geld an diese Person als Aufwandsentschädigung weitergeben. Das Pflegegeld lässt sich mit der Tages- und Nachtpflege kombinieren und wird während der Kurzzeit- und Verhinderungspflege (→ Seite 25) anteilig weitergezahlt.

Gut zu wissen

Bei der **Kombinationsleistung** entscheidet der Versicherte selbst, wie viel Prozent des zur Verfügung stehenden Geldes für professionelle Hilfe aufgewendet werden soll. Der Rest wird als Pflegegeld ausgezahlt. Basis für die Berechnung ist der Höchstsatz der jeweiligen Leistung. Ein Beispiel: Herr Reimann hat Pflegegrad 2. Ihm stehen 689 Euro für Pflegesachleistungen ODER 316 Euro Pflegegeld zu. Er entscheidet sich für 80 Prozent Pflegesachleistungen und 20 Prozent Pflegegeld. Für die Pflegesachleistungen erhält er dann 551,20 Euro (80 Prozent von 689 Euro). Das Pflegegeld beläuft sich auf 63,20 Euro (20 Prozent von 316 Euro).

Kümmert sich ein professioneller Pflegedienst um die Pflege und Betreuung, bekommt der Versicherte Pflegesachleistungen. Dieser Betrag wird ihm nicht ausgezahlt. Er vereinbart stattdessen bestimmte Leistungen mit dem Pflegedienst, etwa Hilfe beim Duschen oder Begleitung zum Einkaufen. Der Pflegedienst rechnet direkt mit der Pflegekasse ab. Die Pflegesachleistungen lassen sich mit der Tages- und Nachtpflege kombinieren. Außerdem kann ein Teil des Geldes für Angebote zur Unterstützung im Alltag eingesetzt werden, also für eine stundenweise Betreuung, Hilfen im Haushalt oder die Beratung und Entlastung von pflegenden Angehörigen.

Der **Entlastungsbetrag** in Höhe von 125 Euro im Monat für die Unterstützung im Alltag steht allen Pflegebedürftigen zu. Er wird nicht ausgezahlt. Die Pflegekasse erstattet lediglich tatsächlich angefallene Kosten bis zu dieser Höhe. Ihr Angehöriger kann den Entlastungsbetrag für vielfältige Betreuungsangebote einsetzen, etwa für eine Kurzzeit-, Tages- oder Nachtpflege, die Tagesbetreuung in einer Alzheimer-Gruppe oder für Kosten, die im Rahmen von Besuchen von ehrenamtlichen Helfern zu Hause anfallen. Außerdem können mit dem Geld Beratungs- und Entlastungsangebote für pflegende Angehörige und Hilfeleistungen im Haushalt oder zum Beispiel bei Behördengängen bezahlt werden. Der Entlastungsbetrag ergänzt das Pflegegeld und die Pflegesachleistungen. Das Geld lässt sich über mehrere Monate ansparen und kann, falls es bis Jahresende nicht ausgegeben wurde, ins Folgejahr übertragen werden. Menschen mit Pflegegrad 1 erhalten ausschließlich den Entlastungsbetrag.

Weitere Leistungen der Pflegeversicherung

Kurzzeitpflege	1.612 Euro
Verhinderungspflege	1.612 Euro
Pflegehilfsmittel · zum Verbrauch bestimmte Hilfsmittel · andere Pflegehilfsmittel	· 40 Euro im Monat · Kostenübernahme, Zuzahlungen von 10 %, höchsten 25 Euro pro Hilfsmittel
Maßnahmen zur Verbesserung des Wohnumfelds	4.000 Euro pro Maßnahme
Zuschüsse für Pflege-Wohngemeinschaften · Anschubfinanzierung · Wohngruppenzuschlag	 · 2.500 Euro pro Pflegebedürftigem, aber maximal 10.000 Euro · 214 Euro pro Monat

Der Medizinische Dienst – 10 Fragen zur Begutachtung beim Ortstermin

Dieses Kapitel gibt einen Überblick zu den häufigsten Fragen rund um den Ortstermin. Sie erfahren unter anderem:

- Was wird geprüft?
- Wie läuft die Begutachtung ab?
- Wie berechnet der Gutachter den Pflegegrad?

Die Begutachtung ist die Grundlage für einen Pflegegrad und somit für den Erhalt von Leistungen. Deshalb sollten Pflegebedürftige und deren Angehörige das Verfahren und die Kriterien dieser „Bestandsaufnahme" genau kennen, denn nicht alles, was man mit gesundem Menschenverstand unter pflegerischer Hilfestellung versteht, ist laut Gesetz auch vom Gutachter anzurechnen. Mit ein wenig Vorbereitung können Sie einen Beitrag dazu leisten, dass der individuelle Pflegebedarf richtig erfasst und angemessene Hilfen bewilligt werden.

1. Was wird geprüft?

Die Gutachter prüfen mit einer umfangreichen Checkliste den Grad der Selbstständigkeit in den folgenden sechs Modulen:

1. Mobilität
2. Kognitive und kommunikative Fähigkeiten
3. Verhaltensweisen und psychische Problemlagen
4. Selbstversorgung
5. Bewältigung von und selbstständiger Umgang mit krankheits- oder therapiebedingten Anforderungen und Belastungen
6. Gestaltung des Alltagslebens und sozialer Kontakte

Innerhalb dieser Module werden dann für die Pflege relevante Fähigkeiten (zum Beispiel Waschen des Oberkörpers, Treppensteigen) und mögliche Besonderheiten (zum Beispiel Verhaltensauffälligkeiten oder die Notwendigkeit eines Verbandwechsels) beschrieben. Der Gutachter muss dann einschätzen, wie selbstständig oder unselbstständig der Pflegebedürftige in diesem Bereich ist, in welchem Maß bestimmte Fähigkeiten noch vorhanden sind oder auch wie häufig bestimmte, für die Pflege relevante Probleme auftauchen (dazu ausführlich → Anhang Seite 69 ff.).

2. Wie werden die Bereiche zusammengerechnet?

Je nach Grad der Selbstständigkeit werden dann Punkte vergeben, in der Regel je nach Modul zwischen 0 und 3 Punkten, teilweise auch 6 Punkten, wobei die Faustregel ist: Je höher der Grad der Selbstständigkeit noch ist, desto niedriger ist die Punktevergabe.

Die Punkte werden dann pro Modul zusammengerechnet und nach einer festgelegten Methode gewichtet: Da sich Einschränkungen in manchen Bereichen mehr auf die Pflegebedürftigkeit auswirken als andere, bekommen diese Bereiche im Gesamtergebnis mehr Gewicht. Ganz praktisch bedeutet das: Der Gutachter muss nach der Einschätzung und Punktevergabe in einer Umrechnungstabelle nachschlagen und erhält erst dann die „gewichteten" Punkte, die für die Zuordnung des Pflegegrades von Bedeutung sind (→ Seite 29).

Gewichtung der Module

Modul 1	Mobilität	10 Prozent
Modul 2	Kognitive und kommunikative Fähigkeiten	15 Prozent
Modul 3	Verhaltensweisen und psychische Problemlagen	
Modul 4	Selbstversorgung	40 Prozent
Modul 5	Bewältigung von und selbstständiger Umgang mit krankheits- oder therapiebedingten Anforderungen und Belastungen	20 Prozent
Modul 6	Gestaltung des Alltagslebens und sozialer Kontakte	15 Prozent

Bei den Modulen 2 und 3 gibt es noch eine Besonderheit: Wie aus der Aufzählung hervorgeht, gehen beide Bereiche zusammen mit einem Anteil von 15 Prozent in die Gesamtbewertung ein. Genauer gesagt, wird entweder das Modul 2 oder das Modul 3 in die Bewertung einbezogen. Damit den Pflegebedürftigen daraus keine Nachteile entstehen, geht das Modul in die Bewertung ein, das den höheren Punktwert erreicht hat.

Im Ergebnis sind nach der gewichteten Auswertung zwischen 0 und 100 Punkten möglich. Bis 12,5 Punkte wird kein Pflegegrad vergeben. Ab 90 Punkten oder bei Vorliegen einer sogenannten „besonderen Bedarfskonstellation" (gemeint ist damit die Gebrauchsunfähigkeit beider Arme und Beine) wird Pflegegrad 5 zuerkannt.

Die Pflegegrade im Überblick

Pflegegrad	Einschätzung	Gewichtete Punkte
Pflegegrad 1	geringe Beeinträchtigung en der Selbstständigkeit oder der Fähigkeiten	ab 12,5 bis unter 27 Gesamtpunkte
Pflegegrad 2	erhebliche Beeinträchtigungen der Selbstständigkeit oder der Fähigkeiten	ab 27 bis unter 47,5 Gesamtpunkte
Pflegegrad 3	schwere Beeinträchtigungen der Selbstständigkeit oder der Fähigkeiten	ab 47,5 bis unter 70 Gesamtpunkte
Pflegegrad 4	schwerste Beeinträchtigungen der Selbstständigkeit oder der Fähigkeiten	ab 70 bis unter 90 Gesamtpunkte
Pflegegrad 5	schwerste Beeinträchtigungen der Selbstständigkeit oder der Fähigkeiten mit besonderen Anforderungen an die pflegerische Versorgung	ab 90 bis 100 Gesamtpunkte

Hier wird schon deutlich: Durch den Wegfall der minutengenauen Einschätzung wird die Begutachtung zumindest an diesem Punkt zutreffender. Darüber hinaus werden allerdings deutlich mehr Kriterien berücksichtigt, sodass die gesamte Begutachtung wahrscheinlich aufwendiger, das Ergebnis aber wohl bedarfsgerechter wird. Für Verbraucherinnen und Verbraucher war das Minutenzählen im alten System jedoch besser nachvollziehbar, da man die Minuten einfach zusammenrechnen konnte. Das liegt zum einen daran, dass im neuen System die Module selber unterschiedlich viele Punkte beinhalten, und zum anderen daran, dass diese Punkte unterschiedlich gewertet und für die Gesamtberechnung noch umgerechnet werden. Dazu ein Beispiel aus dem Bereich Mobilität, in dem zwei Kriterien betrachtet werden müssen:

Berechnung der gewichteten Punkte

 Beispiel

Paul Ernst leidet nach einem Schlaganfall unter einer schweren, halbseitigen Lähmung. Er kann sich im Bett nur mit Hilfe aufrichten oder sich auf die Seite drehen. Ihm reicht dazu aber in der Regel eine kurze Hilfestellung durch die Pflegeperson oder ein am Bett angebrachter Bügel, an den er aber nicht immer alleine heranreicht. Allerdings kann er im Bett oder in einem Stuhl auch mit Unterstützung durch Kissen oder anderen Lagerungshilfen nicht alleine sitzen. Hier benötigt er, zum Beispiel beim Waschen oder Essen, immer eine Person, die ihn stützt.

Modul: Mobilität
Kriterium: Positionswechsel im Bett
Kriterium: Halten einer stabilen Sitzposition

In diesem Modul kann der Gutachter zwischen „selbstständig", „überwiegend selbstständig", „überwiegend unselbstständig" und „unselbstständig" wählen.

Beim Kriterium Positionswechsel im Bett bedeutet „Überwiegend selbstständig", dass die Person – wie in unserem Beispiel – nach Anreichen eines Hilfsmittels oder durch Reichen der Hand ihre Lage im Bett verändern kann. „Überwiegend unselbstständige" Personen können dagegen kaum mithelfen und sich zum Beispiel nur am Bettgestell festhalten. Eine stabile Sitzposition halten ist dann „überwiegend selbstständig", wenn sich die Person nur kurz, zum Beispiel für die Dauer einer Mahlzeit, selbstständig in der Sitzposition halten kann.

Für jeden Bereich werden dann in diesem Modul Punkte von 0 bis 3 vergeben. In unserem Beispiel schätzt der Gutachter ein, dass Paul Ernst den Positionswechsel im Bett „überwiegend selbstständig" durchführen kann, das Halten einer stabilen Sitzposition jedoch nur „überwiegend unselbstständig" möglich ist. Im Gutachten könnte dies dann folgendermaßen aussehen:

Beispiel für den Pflegebedürftigen Paul Ernst

Kriterium	Selbstständig (0 Punkte)	Überwiegend selbstständig (1 Punkt)	Überwiegend unselbstständig (2 Punkte)	Unselbstständig (3 Punkte)
Positionswechsel im Bett		X		
Halten einer stabilen Sitzposition			X	

Paul Ernst erhält im Ergebnis 3 Punkte: Einen Punkt, weil er sich überwiegend selbstständig im Bett drehen kann, und zwei, weil er personelle Hilfe beim Sitzen benötigt. Jetzt kommt der komplizierte Teil: Der Gutachter nimmt die Punkte und muss diese dann anhand einer vorgegebenen Tabelle in den „gewichteten Punktwert" übertragen.

Für den Pflegebedürftigen Paul Ernst würde das so aussehen:

Der Gutachter hat für den Bereich „Mobilität" bei Paul Ernst 3 Punkte vergeben.

Er schaut in die Umrechnungstabelle und stellt fest, dass für diese 3 Punkte nach der Umrechnungstabelle 2,5 gewichtete Punkte gutgeschrieben werden.

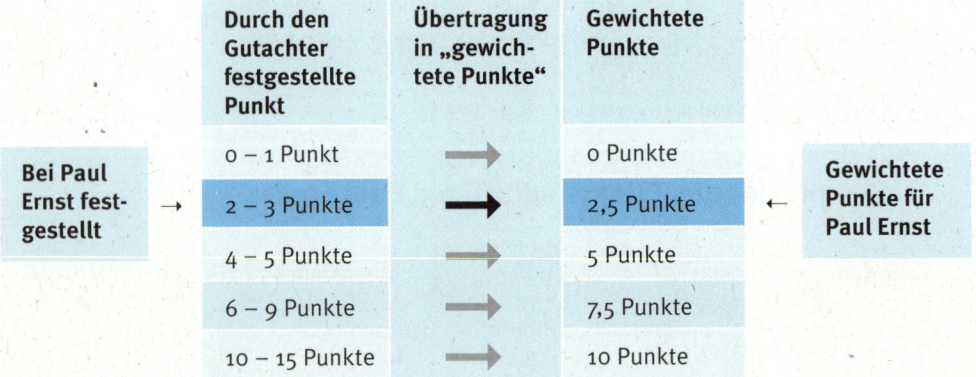

3. Wer führt die Begutachtung durch?

Sobald der Medizinische Dienst oder ein freier Gutachter von der Pflegeversicherung den Auftrag zur Begutachtung erhalten hat (eventuell zusammen mit ergänzenden ärztlichen Unterlagen), kündigt sich der Gutachter – Arzt oder Pflegefachkraft – zum Hausbesuch an. Auf die Auswahl der Gutachter des MDK haben Sie im Allgemeinen keinen Einfluss. Möchte die Pflegekasse allerdings unabhängige Gutachter beauftragen, muss sie Ihnen mindestens drei Gutachter benennen, aus denen Sie wählen können. Auch auf die vorbereitenden Maßnahmen, die der Gutachter trifft (beispielsweise Rückfragen beim behandelnden Arzt, dem Pflegedienst, beim Krankenhaus – sofern der Pflegebedürftige seine Ärzte von ihrer Schweigepflicht entbunden hat), haben Sie normalerweise keinen Einfluss.

Grundsätzlich ist zwar für die Kontaktaufnahme mit Ihren Ärzten und auch für die Begutachtung selbst Ihr Einverständnis erforderlich. Da Sie aber eine Sozialleistung beantragt haben, sind Sie zur Mitwirkung verpflichtet. Das bedeutet beispielsweise, dass Sie in der Regel einer Begutachtung zustimmen müssen. Tun Sie das nicht, kann es im schlechtesten Fall dazu führen, dass die Pflegekasse keine Leistung erbringen muss.

 Gut zu wissen

Der Gutachterbesuch muss **immer rechtzeitig** mit Datum, einem Zeitfenster von maximal zwei Stunden, der voraussichtlichen Dauer der Begutachtung und Namen und Qualifikation des Gutachters angekündigt werden. Beim Besuch muss sich der Gutachter unaufgefordert ausweisen. Der Betroffene kann den Termin absagen, wenn dieser zu kurzfristig bekannt gegeben wurde oder wenn seine Vertrauensperson keine Zeit hat.

Ob ein Arzt oder eine Pflegefachkraft (oder beide) ins Haus kommen, soll laut gesetzlicher Vorgabe davon abhängen, ob in erster Linie medizinische oder pflegerische Fragen zu klären sind. Wenn keine oder ungenügende Informationen über medizinische Sachverhalte vorliegen, muss der Besuch von einem Arzt durchgeführt werden. Ansonsten können sowohl Ärzte als auch Pflegefachkräfte den Hausbesuch übernehmen. In komplizierten Fällen kann es notwendig sein, zunächst einen Facharzt, der bestimmte medizinische Fragestellungen klärt, hinzuzuziehen oder auch andere Fachkräfte einzubeziehen. Nicht alltägliche Pflegesituationen können unter Umständen am besten durch eine speziell ausgebildete Pflegefachkraft beurteilt werden.

4. Wann findet die Begutachtung statt?

Keinesfalls wird der Gutachter überraschend vor der Tür stehen. Denn er kündigt sich rechtzeitig an, in der Regel einige Tage vor dem Hausbesuch in schriftlicher oder telefonischer Form. Falls der Pflegekasse zu diesem Zeitpunkt ein Betreuer oder Bevollmächtigter bekannt sein sollte, so muss auch der benachrichtigt werden. Wird ein besonderer Termin gewünscht (oder sollen bestimmte Tage ausgeschlossen werden), sollten Sie das der Pflegekasse – am besten gleich mit dem Leistungsantrag – mitteilen. Die leitet das Anliegen an den Gutachter weiter. Und wenn Sie nicht sicher sind, ob tatsächlich Mitarbeiterinnen oder Mitarbeiter im Auftrag der Pflegekasse vor der Tür stehen, sollten Sie sich einen Ausweis, ein entsprechendes Dokument der Pflegekasse, zeigen lassen oder telefonisch bei der Pflegekasse nachfragen.

Gut zu wissen

Das Pflegeversicherungsgesetz räumt ein, dass die Begutachtung nur mit Zustimmung des Betroffenen vorgenommen werden darf. Diese Einschränkung ist allerdings nicht ohne „Nebenwirkungen". Denn lehnt der Antragsteller generell den Hausbesuch ab, kann die Pflegekasse die Leistungen verweigern. Vereinbarte Termine sollten möglichst eingehalten werden, denn wenn der Gutachter mehrmals vergeblich gekommen ist, kann dies auch als mangelnde Bereitschaft zur Zusammenarbeit ausgelegt werden und die Pflegekasse muss unter Umständen nicht zahlen. Andererseits muss auch nicht jeder Termin akzeptiert werden.

5. Wo findet die Begutachtung statt?

In den meisten Fällen sucht der beauftragte Gutachter den Pflegebedürftigen in seinem Wohnbereich auf. Je nachdem, wo der Pflegebedürftige lebt, findet die Begutachtung zu Hause oder im Pflegeheim statt. Notwendig ist dies allein schon deshalb, weil sich der Gutachter einen Überblick darüber verschaffen muss, welchen Einfluss das häusliche Umfeld auf den Hilfebedarf hat – beispielsweise die Lage der Toilette, die Erreichbarkeit des Bades oder ob es sich um eine ebenerdige oder vielleicht doch zweigeschossige Wohnung handelt.

 Gut zu wissen

Die Erfassung der Wohnsituation spielt bei der Zuordnung des Pflegegrads keine Rolle. Sie dient lediglich dazu, möglicherweise Empfehlungen für Umbaumaßnahmen oder Hilfsmittel zu geben.

Nur in begründeten Ausnahmefällen, wenn aufgrund der vorliegenden Unterlagen kein Zweifel am Grad der Pflegebedürftigkeit besteht, kann auf den Besuch in der Wohnung des Antragstellers verzichtet werden. Das heißt dann aber auch: Der Antrag darf nicht abgelehnt werden. Erfolgt dies, ohne dass ein Gutachter die Pflegesituation vorher in Augenschein genommen hat, haben Betroffene gute Karten. Denn bei einer Klage vor dem Gericht sollte ein solches Versäumnis der Pflegekasse angelastet werden.

Allerdings: Eine Beurteilung ausschließlich nach Aktenlage kann niemand verlangen. Dies ist der Ausnahmefall und steht im Ermessen des Gutachters. Denkbar ist eine Aktenbeurteilung, wenn ein zeitnahes Gutachten, das in einem anderen Zusammenhang erstellt worden war, vorliegt und der Gutachter durch seine persönliche Beurteilung keine ergänzenden Erkenntnisse mehr gewinnen kann oder der Pflegebedürftige inzwischen verstorben ist.

Begutachtung im Krankenhaus oder Pflegeheim

Ein Spezialfall liegt vor, wenn sich der Pflegebedürftige zum Zeitpunkt des Antrages in einem Krankenhaus einer Rehaklinik oder in einem Hospiz befindet. Falls Hinweise darauf hindeuten, dass eine Begutachtung in diesen Einrichtungen notwendig ist, um die Pflege (zu Hause oder für eine Kurzzeitpflege) sicherzustellen, muss diese unverzüglich, das heißt innerhalb einer Woche, stattfinden. Hier reicht es allerdings aus, wenn der Gutachter zunächst nur eine Aussage dazu macht, ob überhaupt eine Pflegebedürftigkeit nach dem Pflegeversicherungsgesetz vorliegt und ob in diesem Fall mindestens der Pflegegrad 2 (erhebliche Beeinträchtigungen der Selbstständigkeit und der Fähigkeiten) vorliegt. Eine genaue Begutachtung, um den Pflegegrad festzulegen, ist dann später im häuslichen Bereich nachzuholen.

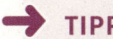**TIPP**

Insbesondere wenn eine dauerhafte stationäre Pflege ansteht, sollten Sie frühzeitig einen Antrag auf Pflegebedürftigkeit stellen, damit rechtzeitig klar ist, mit welchen Leistungen der Pflegeversicherung Sie rechnen können. Zudem ist es ohne Einstufung des Medizinischen Dienstes meist schwierig, überhaupt einen Pflegeplatz zu bekommen.

6. Welche Unterlagen benötigt der Gutachter?

Grundsätzlich sollten Sie beim Hausbesuch alle Unterlagen unaufgefordert vorzeigen. Denn so helfen Sie dem Gutachter, die Situation zu verstehen und einzuschätzen. Dazu zählen alle Befunde von Haus- und Fachärzten, eine Pflegedokumentation (falls schon ein Pflegedienst eingeschaltet ist), aber auch ein Schwerbehindertenausweis oder andere die Gesundheit betreffende Dokumente. Legen Sie regelmäßig eingenommene Medikamente bereit und auch Dokumente, die auf den ersten Blick nicht ganz so wichtig erscheinen. Beispielsweise kann auch ein Brillenpass Auskunft über eine stark eingeschränkte Sehkraft geben, wenn keine augenärztlichen Befunde vorhanden sind. Zur Vorbereitung auf den Besuch des Gutachters finden Sie im Anhang eine umfangreiche Checkliste mit allen wichtigen Punkten, die Sie beachten müssen (→ Seite 69).

7. Wie läuft die Begutachtung ab?

Der Gutachter prüft die Pflegebedürftigkeit anhand eines standardisierten Fragebogens. Dieser dient als Checkliste, um den Grad der Selbstständigkeit, Einschränkungen und Besonderheiten festzustellen.

TIPP

Bei der Begutachtung des Medizinischen Dienstes der Krankenkassen hat der Antragsteller das Recht, dass eine **Person seines Vertrauens** anwesend ist. Im besten Fall sollte das diejenige Person sein, die mit der Situation vertraut ist und dem Gutachter ergänzende Angaben zum Hilfebedarf machen kann. Ist schon ein Pflegedienst eingeschaltet, kann es von Vorteil sein, dass auch eine Pflegefachkraft dieses Dienstes anwesend ist. Es sollte während der gesamten Begutachtung auf jeden Fall eine vertraute Person bei Ihnen sein, um bei Unklarheiten und späteren Fragen zum Begutachtungsergebnis unterstützend zur Seite zu stehen.

Neben der Befragung des Pflegebedürftigen soll sich der Gutachter im wahrsten Sinne des Wortes ein Bild von der pflegerischen Situation machen. Wie aufwendig diese Inaugenscheinnahme ausfällt, hängt wiederum stark vom Gutachter und der individuellen Situation ab. Auch eine körperliche Untersuchung oder die Bitte, bestimmte Pflegehandlungen anzusehen, können dazu gehören. Aber Achtung: Scheinbar nebensächliche Dinge, wie ein Händedruck oder die an den Pflegebedürftigen gerichtete Bitte um ein Glas Wasser, liefern den Gutachtern schon viele Informationen, aus denen sie Rückschlüsse auf die Selbstständigkeit ziehen können.

➔ Beispiel

Beispiel: Paul Ernst kann nach einem Schlaganfall die rechte Hand nicht mehr richtig bewegen. Die ärztliche Diagnose ist eindeutig, jedoch ist allein daraus noch nicht ersichtlich, in welchem Umfang er täglich Hilfe benötigt. Um sich ein genaues Bild zu machen, untersucht der Gutachter, wie viel Kraft Herr Ernst noch in Armen und Beinen hat und in welchem Ausmaß er seine Gliedmaßen bewegen kann: Er soll zeigen, wie hoch er die Arme über den Kopf nehmen kann, bis zu welchem Punkt er die Arme hinter den Körper führen kann und ob er beide Arme in den Nacken legen kann.

Das gibt dem Gutachter bereits eine gute Einschätzung über die Beweglichkeit. Denn beispielsweise beim morgendlichen Waschen sind ähnliche Bewegungsabläufe notwendig. Im Anschluss bittet der Gutachter Herrn Ernst noch, ein Glas Wasser einzugießen sowie einen Hemdknopf zu öffnen und zu schließen. Im Ergebnis zeigt sich, dass Paul Ernst zwar noch über ausreichend Kraft verfügt und mit den Armen alle Regionen des Oberkörpers erreichen kann, aber er nach dem Schlaganfall nicht mehr in der Lage ist, die linke Hand genau und koordiniert einzusetzen oder beispielsweise Knöpfe und Reißverschlüsse zu öffnen oder zu schließen.

Darüber hinaus werden eine ganze Reihe weiterer Angaben zur Pflegesituation erfasst. Hier sind Angaben zu Hilfsmitteln, der Wohnsituation, zur Medikamenteneinnahme und den Personen, welche die Betreuung sicherstellen, besonders wichtig.

➔ TIPP

Stellen Sie schon bei der Vorbereitung des Besuchs eine **Mappe mit wichtigen Unterlagen** zusammen. Das spart bei der Begutachtung Zeit, sodass sich Gutachter und Antragsteller auf die wesentlichen Dinge konzentrieren können.

8. Welche Kriterien sind für den Pflegegrad von Bedeutung?

Einen Pflegegrad kann nach dem Gesetz nur jemand erhalten, der in einem bestimmten Umfang in seiner Selbstständigkeit eingeschränkt ist – aufgrund einer körperlichen, psychischen oder den Verstand betreffenden Beeinträchtigung. Darüber hinaus muss diese Einschränkung auf Dauer, also mindestens für voraussichtlich sechs Monate vorliegen.

Jeglicher Hilfebedarf muss unter pflegerischen und medizinischen Aspekten begründet sein. Für alle Bereiche gilt im Übrigen: Wenn ein pflegebedürftiger Mensch zwar körperlich noch in der Lage ist, eine bestimmte Handlung – eventuell auch nur mit ständiger Motivation und Aufforderung – auszuführen, so ist dies vom Gutachter maximal als „überwiegend unselbstständig" zu bewerten. Dabei ist es nicht von Bedeutung, ob etwa beim Waschen in der täglichen Praxis (vielleicht weil es einfach schneller geht) doch alle Tätigkeiten übernommen werden. Der Gesetzgeber geht nämlich immer von einer „aktivierenden Pflege" aus, um die Selbstständigkeit des pflegebedürftigen Menschen zu erhalten und wenn möglich zu fördern.

Wenn die Pflege durch Anleitung und Beaufsichtigung jedoch besonders aufwendig und herausfordernd ist, sollten Sie das dem Gutachter schildern. Denn nur so können passende Unterstützungs- und Entlastungsangebote durch die Pflegekasse vermittelt werden.

➜ Gut zu wissen

Im alten Begutachtungssystem musste man noch besonders auf die Notwendigkeit von Anleitung und Beaufsichtigung gerade von demenziell erkrankten Patienten hinweisen. Im neuen System werden geistige und kommunikative Fähigkeiten sowie das Verhalten gesondert erfasst und gehen automatisch in die Gesamtbewertung mit ein.

➜ Beispiel

Erna Krings leidet seit zwei Jahren an einer fortschreitenden Alzheimer-Demenz. Körperlich hingegen ist sie bis auf einige „Zipperlein" noch sehr rüstig, sodass sie sich am Morgen eigentlich noch selber waschen kann. Seit einem halben Jahr sitzt sie jedoch immer häufiger vor dem Waschbecken und vergisst, was sie dort tun soll oder räumt einfach alle Sachen wieder fort. Frau Krings wird von ihrer Tochter gepflegt. Anfangs hat die Tochter, um Zeit zu sparen, den Waschlappen genommen und ihre Mutter vollständig gewaschen, was in der Regel 15 Minuten dauerte. Dennoch kann der Gutachter Erna Krings nicht als „unselbstständig" einstufen, da sie – mit Aufwand und Anleitung – noch bei vielen Dingen mithelfen kann.

Mittlerweile leitet die Tochter jedoch ihre Mutter im Sinne einer „aktivierenden Pflege" bei den Verrichtungen des täglichen Lebens an, statt dies selbst zu übernehmen. Das bedeutet: Erna Krings muss bei der morgendlichen Wäsche zu jedem Schritt aufgefordert werden – angefangen vom Aufdrehen des Wasserhahns über das Auftragen der Seife bis hin zum Abtrocknen. Manchmal muss die Tochter ihre Mutter sogar mehrfach auffordern, bis sie diese Handlung sinnvoll ausführen kann.

Insgesamt gibt es 64 einzelne Kriterien, welche die Gutachter einschätzen, bewerten und dokumentieren müssen, um so den Pflegegrad zu ermitteln. Bei einigen – wie zum Beispiel bei „Selbstversorgung" – hat man direkt eine klare Vorstellung, worum es geht und wie selbstständig jemand diese Tätigkeit durchführen kann. Andere wiederum – wie etwa „zeit- und technikintensive Maßnahmen in häuslicher Umgebung" oder „sozial inadäquate Verhaltensweisen" – erklären sich nicht von selbst und werden zum Teil auch nicht am Grad der Selbstständigkeit gemessen. Die nachfolgenden Seiten geben Ihnen einen ersten Überblick über alle Kriterien. Verständliche Erläuterungen zu den einzelnen Punkten, kombiniert mit einer Checkliste zur Einschätzung der Pflegesituation und Vorbereitung der Begutachtung, finden Sie im Anhang ab Seite 69.

Übersicht über die Module und Kriterien

1. **Mobilität** (Details → Seite 72)
1.1 Positionswechsel im Bett
1.2 Halten einer stabilen Sitzposition
1.3 Umsetzen
1.4 Fortbewegen innerhalb des Wohnbereiches
1.5 Treppensteigen

2. **Kognitive und kommunikative Fähigkeiten**
(Details → Seite 77)
2.1 Erkennen von Personen aus dem näheren Umfeld
2.2 Örtliche Orientierung
2.3 Zeitliche Orientierung
2.4 Erinnern an wesentliche Ereignisse oder Beobachtungen
2.5 Steuern von mehrschrittigen Alltagshandlungen
2.6 Treffen von Entscheidungen im Alltagsleben
2.7 Verstehen von Sachverhalten und Informationen

2.8 Erkennen von Risiken und Gefahren
2.9 Mitteilen von elementaren Bedürfnissen
2.10 Verstehen von Aufforderungen
2.11 Beteiligen an einem Gespräch

3. Verhaltensweisen und psychische Problemlagen (Details → Seite 89)

3.1 Motorisch geprägte Verhaltensauffälligkeiten
3.2 Nächtliche Unruhe
3.3 Selbstschädigendes und autoaggressives Verhalten
3.4 Beschädigung von Gegenständen
3.5 Physisch aggressives Verhalten gegenüber anderen Personen
3.6 Verbale Aggression
3.7 Andere pflegerelevante vokale Auffälligkeiten
3.8 Abwehr pflegerischer und anderer unterstützender Maßnahmen
3.9 Wahnvorstellungen
3.10 Ängste
3.11 Antriebslosigkeit bei depressiver Stimmungslage
3.12 Sozial inadäquate Verhaltensweisen
3.13 Sonstige pflegerelevante inadäquate Handlungen

4. Selbstversorgung
(Details → Seite 103)

4.1 Waschen des vorderen Oberkörpers
4.2 Körperpflege im Bereich des Kopfes (Kämmen, Zahnpflege/Prothesenreinigung, Rasieren)
4.3 Waschen des Intimbereichs
4.4 Duschen und Baden einschließlich Waschen der Haare
4.5 An- und Auskleiden des Oberkörpers
4.6 An- und Auskleiden des Unterkörpers

4.7 Mundgerechtes Zubereiten der Nahrung und Eingießen von Getränken
4.8 Essen
4.9 Trinken
4.10 Benutzen einer Toilette oder eines Toilettenstuhls
4.11 Bewältigen der Folgen einer Harninkontinenz und Umgang mit Dauerkatheter und Urostoma
4.12 Bewältigen der Folgen einer Stuhlinkontinenz und Umgang mit Stoma
4.13 Ernährung parenteral oder über Sonde

5. Bewältigung von und selbstständiger Umgang mit krankheits- oder therapiebedingten Anforderungen und Belastungen
(Details → Seite 120)
5.1 Medikation
5.2 Injektionen
5.3 Versorgung intravenöser Zugänge (z.B. Port)
5.4 Absaugen und Sauerstoffgabe
5.5 Einreibungen oder Kälte- und Wärmeanwendungen
5.6 Messung und Deutung von Körperzuständen
5.7 Körpernahe Hilfsmittel
5.8 Verbandswechsel und Wundversorgung
5.9 Versorgung bei Stoma
5.10 Regelmäßige Einmalkatheterisierung und Nutzung von Abführmethoden
5.11 Therapiemaßnahmen in häuslicher Umgebung
5.12 Zeit- und technikintensive Maßnahmen in häuslicher Umgebung, Arztbesuche
5.13 Besuche anderer medizinischer oder therapeutischer
5.14 Einrichtungen (bis zu drei Stunden)
5.15 Zeitlich ausgedehnte Besuche medizinischer oder therapeutischer Einrichtungen (länger als drei Stunden)
5.16 Einhalten einer Diät und anderer krankheits- oder therapiebedingter Verhaltensvorschriften

6. Gestaltung des Alltagslebens und sozialer Kontakte
(Details → Seite 130)
6.1 Gestaltung des Tagesablaufs und Anpassung an Veränderungen
6.2 Ruhen und Schlafen
6.3 Sich beschäftigen
6.4 Vornehmen von in die Zukunft gerichteten Planungen
6.5 Interaktion mit Personen im direkten Kontakt
6.6 Kontaktpflege zu Personen außerhalb des direkten Umfelds

9. Kann eine Begutachtung im Ausland stattfinden?

Grundsätzlich haben gesetzlich Pflegeversicherte auch im EU-Ausland und in den Staaten des Europäischen Wirtschaftsraumes (Norwegen, Liechtenstein, Island, Schweiz) Anspruch auf Leistungen. (Für bis zu sechs Wochen pro Kalenderjahr auch in anderen Ländern.) Aber: Uneingeschränkt bezieht sich dies nur auf das Pflegegeld. Wer beispielsweise einen Pflegedienst beansprucht, steht unter Umständen schlechter da. Denn die Versicherten erhalten ausschließlich die Pflegesachleistungen, die nach dem Sozialrecht des jeweiligen Landes vorgesehen sind. Darüber hinaus gelten im Ausland die gleichen Regelungen wie für die Begutachtung innerhalb Deutschlands. Die Einstufung durch die beauftragten Pflegekräfte und Ärzte erfolgt auch im Ausland vor Ort in der häuslichen Umgebung und ist für die Antragsteller mit keinen zusätzlichen Kosten verbunden.

10. Welche Rechte und Pflichten habe ich während der Begutachtung?

Grundsätzlich müssen Sie auch bei der Begutachtung im Rahmen Ihrer Möglichkeiten mitmachen, wenn dies dazu dient, festzustellen, ob Sie Anspruch auf eine Leistung der Pflegekasse haben. Zu diesen Mitwirkungspflichten zählt in der Regel, dass man dem Gutachter die Möglichkeit gibt, sich die Räumlichkeiten anzuschauen und ihm Fragen zum Gesundheitszustand zu beantworten. Sie werden dem Gutachter in der Regel auch gestatten müssen, einfache Untersuchungen und Tests durchzuführen, oder ihm auch erlauben, bei einer Pflegesituation zuzuschauen.
Nicht gestatten müssen Sie dem Gutachter etwa eine Verletzung Ihrer Intimsphäre (zum Beispiel völliges Entkleiden in Anwesenheit mehrerer Personen) oder einen Einblick in Ihre finanzielle Situation. Auf der anderen Seite haben Sie das Recht, dem Gutachter Fragen zu stellen, beispielshalber zu Sinn und Zweck eines bestimmten Tests, den er gerade durchführt. In jedem Fall sollten Sie sich zu Wort melden, wenn Sie den Eindruck haben, dass der Gutachter wesentliche Dinge bei dem Termin nicht berücksichtigt hat. Bestehen Sie dann darauf, dass zumindest Ihre Angaben in das Gutachten aufgenommen werden, und machen Sie sich selber auch Notizen zum Ablauf.

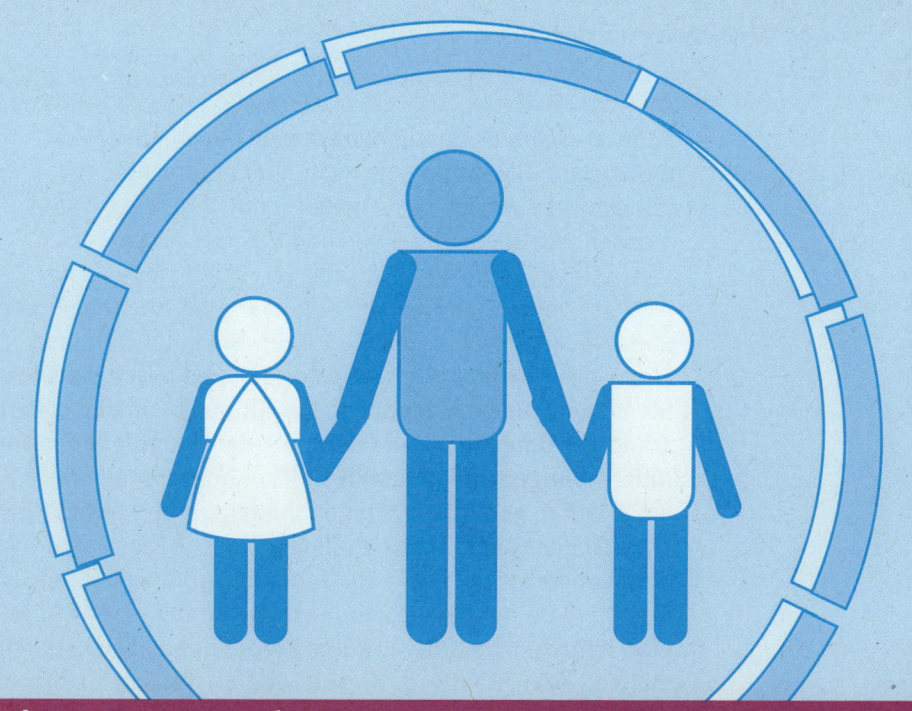

Die Begutachtung von Kindern

Auch Kinder können pflegebedürftig im Sinne der Pflegeversicherung sein. Welche Besonderheiten bei der Begutachtung zu beachten sind, lesen Sie in diesem Kapitel:

- Wie unterscheidet sich die Begutachtung von Kindern von der Begutachtung erwachsener Menschen?
- Die Vorgehensweise bei der Begutachtung

Als Grundsatz gilt: Bei der Feststellung von Pflegebedürftigkeit wird zunächst nicht unterschieden, ob es sich um ein Kind oder eine erwachsene Person handelt.

Schwierig wird es dadurch, dass man davon ausgehen muss, dass alle Kinder – je nach Alter unterschiedlich intensiv – beaufsichtigt, angeleitet und gepflegt werden müssen. Vor allem Säuglinge und Kleinkinder sind also stets „pflegebedürftig". Aus diesem Grund gibt es auch eine Sonderregelung bei der Begutachtung von Säuglingen und Kleinkindern bis zum 18. Monat: Bei Ihnen kommen einzig das **Modul 3 „Verhaltensweisen und psychische Problemlagen" und das Modul 5 „Bewältigung von und selbstständiger Umgang mit krankheits- oder therapiebedingten Anforderungen und Belastungen"** zur Anwendung, da es um Kriterien geht, die altersunabhängig zu berücksichtigen sind. Gleiches gilt für das Vorliegen einer „besonderen Bedarfskonstellation", also der Gebrauchsunfähigkeit beider Arme und Beine. Zudem werden diese Kinder einen Pflegegrad höher eingestuft, als ältere Kinder oder Erwachsenen mit gleichem Punktwert. Und sie werden bis zum 18. Monat auch nur dann neu begutachtet, wenn dies aus fachlicher Sicht notwendig ist oder ein Höherstufungsantrag gestellt wird.

Vorgehensweise bei der Begutachtung

Bei Kindern im Alter von 18 Monaten bis zum Ende des zehnten Lebensjahres kommt ein gesondertes Begutachtungsformular zum Einsatz, in dem die altersabhängigen Unterschiede bei der Selbstständigkeit in die Bewertung mit einfließen. Dazu ein Beispiel:

Im **Modul 4** geht es um die **Selbstversorgung.** Kinder bis zum 2. Lebensjahr sind beim Waschen des Oberkörpers generell als unselbstständig zu betrachten. Kinder zwischen 2 und 4 Jahren sind noch überwiegend unselbstständig und ab dem Alter von 6 Jahren geht man davon aus, dass Kinder das Waschen selbstständig übernehmen können.

Für die Berechnung der Punkte gilt dann die Faustregel, dass der Maßstab für die Punkteberechnung das altersentsprechend entwickelte Kind ist. Weicht der Grad der Selbstständigkeit des pflegebedürftigen Kindes vom Maßstab ab, werden die Punkte nur auf der Grundlage des Unterschiedes der beiden Kategorien vergeben.

> **➜ Beispiel**
>
> Bei einer pflegebedürftigen Person werden beim Waschen des vorderen Oberkörpers 3 Punkte angerechnet, wenn die Person dort „unselbstständig" ist. Bei Kindern würde zunächst geschaut, welchen Grad der Selbstständigkeit ein altersentsprechend entwickeltes Kind hat. Der Unterschied zwischen den Kategorien bestimmt dann die Punkte. In unserem Beispiel ist das altersentsprechend entwickelte Kind in diesem Bereich auch nur „überwiegend selbstständig". Die Differenz zum begutachteten pflegebedürftigen Kind sind 2 Kategorien. Hier werden deshalb nicht drei, sondern nur zwei Punkte angerechnet.

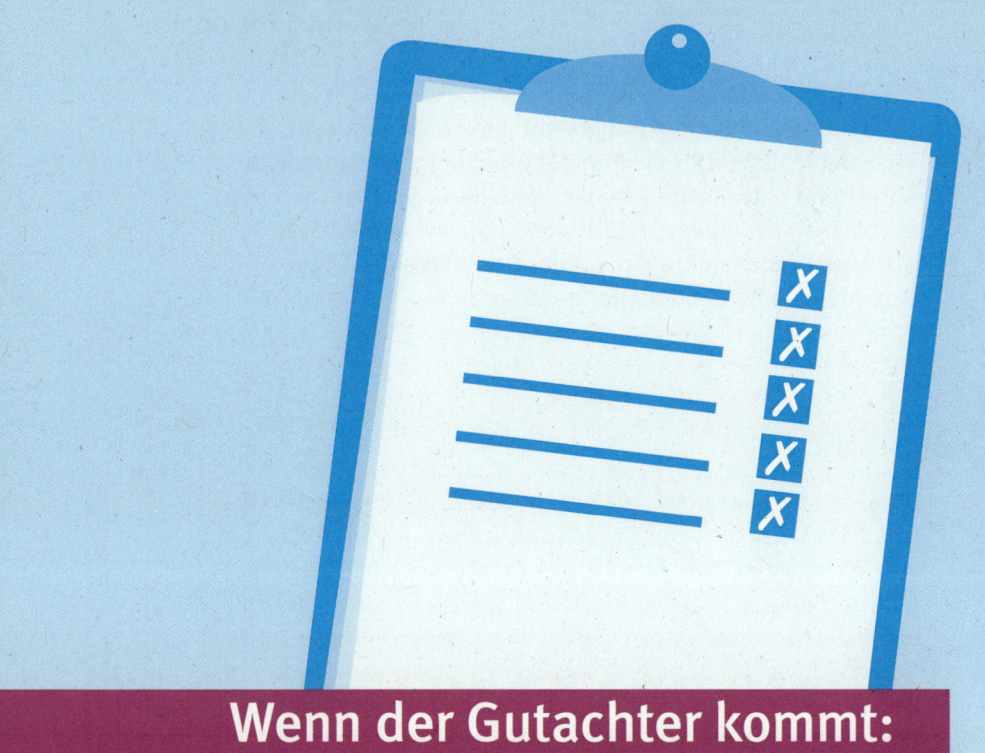

Wenn der Gutachter kommt: Vorbereitung und Ablauf

In diesem Kapitel finden Sie Tipps und Hinweise, mit denen Sie bestens für den Gutachterbesuch vorbereitet sind. Lesen Sie dazu:

- Erläuterungen zum Ausfüllen der Checkliste und zur Einschätzung der Selbstständigkeit
- Was beim Ortstermin zu beachten ist
- Wichtige Notizen für den Tag der Begutachtung

Gerade, wenn Sie zum ersten Mal Leistungen der Pflegeversicherung beantragen, kann es lohnenswert sein, sich auf den Besuch des Gutachters vorzubereiten. Der Hausbesuch der Pflegekräfte und Ärzte liefert in der Regel nur einen kurzen Einblick in das Leben eines Pflegebedürftigen.

Trotz der relativ aufwendigen Checkliste kann es auch hier vorkommen, dass der Gutachter nicht alle Informationen sofort richtig einschätzt. Aus diesem Grund ist der Gutachter vor allem auf die Informationen angewiesen, die er vom Pflegebedürftigen und von der Pflegeperson erhalten kann. Eine strukturierte Vorbereitung auf den Besuch kann dabei helfen, die Begutachtung so realistisch wie möglich zu gestalten und Schwierigkeiten im Vorfeld zu vermeiden.

Einige Punkte wirken vielleicht so, als traue man den Gutachtern nicht. Das sollte nicht der Fall sein. In der Regel sind die Pflegekräfte und Ärzte, die als Gutachter beauftragt sind, gut ausgebildet und erfahren in der Begutachtung. Das bedeutet aber nicht, dass keine Fehler vorkommen, deren Auswirkungen der Pflegebedürftige letztendlich tragen muss. Insofern sind eine Vorbereitung auf den Hausbesuch und eine kritische Grundhaltung durchaus angebracht, da es nicht zuletzt um eine gute pflegerische Versorgung der Betroffenen geht.

Auf den folgenden Seiten finden Sie eine Übersicht über Dinge, die Sie als Vorbereitung auf die Begutachtung erledigen sollten. Für die konkrete Vorbereitung des Tages können Sie dann die Checkliste auf Seite 53 verwenden.

Was vor dem Gutachterbesuch zu tun ist

Schon im Vorfeld sollten Sie notieren – am besten schon einige Tage im Voraus –, welche Tätigkeiten im Laufe eines Tages zu erledigen sind. Im Rahmen der neuen Richtlinien zur Begutachtung geht es zwar im Wesentlichen darum, zu erfassen, welche Fähigkeiten und Einschränkungen bei der pflegebedürftigen Person vorhanden sind. Beispiele aus dem Alltag können aber dabei helfen, ein möglichst realistisches Bild zu vermitteln. Daneben können Sie mit Hilfe der **Pflege-Checkliste** im Anhang (→ Seite 72) selbst einschätzen, wie selbstständig der Pflegebedürftige noch ist. Die ausgefüllte Checkliste können Sie dann auch bei der Begutachtung im Blick haben und mit ihrer Hilfe bei Unstimmigkeiten (im besten Fall) direkt klären, wo Sie und der Gutachter den Sachverhalt anders sehen.

Händigen Sie dem Gutachter bei seinem Besuch auch eine Kopie der Pflege-Checkliste aus. Den darin enthaltenen Angaben muss er bei seiner Beurteilung zwar nicht uneingeschränkt folgen, doch können Sie im Zweifelsfall einen hohen Beweiswert haben. Allerdings darf der Gutachter auch abwägen, ob die Aufzeichnungen nachvollziehbar und mit seinem Eindruck beim Hausbesuch in Einklang zu bringen sind.

Unterstützung holen

Der Tag der Begutachtung ist häufig mit einer gewissen Anspannung verbunden. Dabei kann man schon mal etwas vergessen, was sich im Nachhinein als wichtig herausstellt. Deshalb ist es sinnvoll, wenn bei der Begutachtung noch jemand dabei ist, der mit der Pflegesituation vertraut ist Dies kann jemand aus der Familie sein, aber natürlich genauso gut eine Mitarbeiterin oder ein Mitarbeiter eines ambulanten Pflegedienstes (oder beide). Im Übrigen ist das ein Recht, dass dem Antragsteller auch nach den aktuellen Begutachtungsrichtlinien zusteht.

Unterlagen komplettieren

Die medizinischen Befunde sind zwar nicht ausschlaggebend für den Pflegegrad, können dem Gutachter aber Anhaltspunkte liefern und im Zweifelsfall als Begründung für aufwendigere pflegerische Maßnahmen dienen. Aus diesem Grund sollten Sie vor dem Begutachtungstermin mit dem Hausarzt sprechen. Auch weitere Unterlagen über ärztliche Behandlungen, Bescheide von Versorgungsämtern, Hilfsmittel und Medikamente sollten möglichst komplett vorliegen, da sie wichtige Dokumente sind, um die Krankengeschichte aufzuzeigen und den Pflegebedarf zu verdeutlichen.

Checkliste für den Tag der Begutachtung

Haben Sie alles für den Tag der Begutachtung vorbereitet? Sind alle Unterlagen vollständig?

- ☐ Ausgefüllte Checkliste zur Selbstständigkeit (→ Anhang Seite 72 ff.)
- ☐ Aktuelle ärztliche Befundberichte in Kopie
- ☐ Vertrauensperson ist informiert und wird bei der Begutachtung dabei sein
- ☐ Bescheide über Schwerbehinderung und/oder sonstige Einschränkungen liegen vor
- ☐ Liste mit verwendeten Hilfsmitteln (auch diejenigen, die nicht vom Arzt verordnet wurden) liegt vor
- ☐ Übersicht über regelmäßige und bei Bedarf eingenommene Medikamente liegt vor (auch über diejenigen, die nicht vom Arzt verordnet wurden)
- ☐ Namen und Adressen von behandelnden Ärzten und Therapeuten
- ☐ Notizzettel mit Informationen und Hinweisen, die Sie dem Gutachter auf jeden Fall mitteilen wollen (zum Beispiel besondere Schwierigkeiten, die regelmäßig bei der Pflege bestehen)

Was beim Ortstermin mit dem Gutachter zu beachten ist

Nicht übertreiben

Sie sollten dem Gutachter so umfangreich und präzise wie möglich Auskunft geben. Ausführliche Erzählungen aus der Biografie des Pflegebedürftigen sind nicht immer angebracht. Übertreibungen oder zu intensive Darstellungen sollten ebenfalls vermieden werden, da sich dadurch das Gesamtbild für den Gutachter schlechter einschätzen lässt und so eventuell das Ergebnis verfälscht – im schlechtesten Fall auch zum Nachteil des Pflegebedürftigen.

Nicht untertreiben

Nicht selten versuchen Pflegebedürftige beim Hausbesuch des Gutachters zu zeigen, was sie noch alles können. Sie wollen nicht zeigen, wie groß der Hilfebedarf tatsächlich ist. Dadurch wird das Ergebnis verfälscht. Dass dies verständlich, aber nicht sinnvoll ist, erklärt sich von selbst. Hier gilt: Angehörige und Pflegebedürftige sollten den Besuch des Gutachters vorher besprechen und dabei auch dieses konkrete Problem erörtern. Auf Leistungen der Pflegeversicherungen haben Betroffene einen Rechtsanspruch!

Der Alltag sieht anders aus

Jeder kennt das: Nicht an jedem Tag ist man gleichermaßen in Form. Wenn Sie den Eindruck haben, dass der Gutachter an dem Tag ein Bild von der pflegerischen Situation gesehen hat, welches nicht dem täglichen Alltag entspricht, sollten Sie ihm das auch mitteilen.

Über Geld spricht man nicht

In der Regel bedeutet Pflegebedürftigkeit auch eine große finanzielle Belastung. Damit gehen ebenso große Sorgen bei Pflegebedürftigen und Angehörigen einher. Beim Besuch des Gutachters sollten Sie diese Gedanken allerdings möglichst ausklammern. Sie lenken zu sehr vom eigentlichen Thema, der Einschätzung des Hilfebedarfs, ab und könnten zudem beim Gutachter auch den falschen Eindruck hinterlassen, dass es „nur" um das Geld geht.

Sachlich bleiben

Dies gilt sowohl für den Besuch des Gutachters als auch für den Schriftverkehr mit der Pflegekasse, zum Beispiel wenn ein Widerspruchsverfahren ansteht. Für die geschulten Sachbearbeiter und Gutachter gelten nur Fakten, die sich beobachten und/oder nachvollziehen lassen. Berichte darüber, wie schwer die gesamte Situation ist, über Ungerechtigkeiten des Sozialsystems sollten auf ein Minimum reduziert und im Schriftverkehr möglichst ganz vermieden werden, da sie erfahrungsgemäß stark von den stichhaltigen Argumenten ablenken.

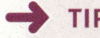

TIPP

Manche Gutachter fordern Pflegebedürftige und deren Angehörige auf, die Angaben zur Pflegegradermittlung zu quittieren. Hier gilt die Empfehlung, durch Unterschrift lediglich zu bestätigen, dass eine Begutachtung vorgenommen wurde. Beurteilungen und Einschätzungen des Gutachters hingegen sollten Sie keinesfalls während des Gutachterbesuchs als richtig und angemessen bescheinigen.

Nicht vergessen: Notizen nach dem Besuch

Damit Sie sich auch nach Wochen noch an Einzelheiten des Hausbesuchs erinnern können, ist es ratsam, direkt nach dem Besuch des Gutachters einige Dinge niederzuschreiben – beispielsweise die genaue Dauer des Besuchs oder den Umfang der Untersuchung. Das können später wichtige Hinweise auf mögliche Ungenauigkeiten bei der Begutachtung sein. Achten sollten Sie beispielsweise darauf:

- Werden alle Unterlagen eingesehen?
- Macht sich der Gutachter Notizen?
- Werden alle Räumlichkeiten begangen?
- Wie wird der Pflegebedürftige befragt/untersucht?

Im Gedächtnisprotokoll können Sie auch persönliche Eindrücke festhalten (z. B. „Der Gutachter machte den Anschein, es sehr eilig zu haben, schaute dauernd auf die Uhr"). Auch kleine Informationen können im Nachhinein – oder wenn es zu Problemen kommt – hilfreich sein. Für Ihre Notizen können Sie unser Muster verwenden. Sie finden es im Anhang auf Seite 141.

Unterstützung durch Pflegeberatungsstellen

Wer einen Pflegegrad beantragt, muss sich nicht schon vor dem ersten Besuch des Gutachters teure Hilfe einkaufen. Der Gesetzgeber hat nämlich das Recht auf eine kostenfreie Pflegeberatung stark ausgebaut. So muss Ihnen die Pflegekasse schon bei der Antragstellung entweder das Angebot für einen konkreten Beratungstermin machen oder aber einen Gutschein für eine kostenfreie Pflegeberatung ausgeben. Beides hat innerhalb von zwei Wochen nach Antragstellung zu erfolgen. Dazu muss die Kasse bei der Antragstellung über kostenfreie Pflegeberatung, die nächstgelegenen Pflegestützpunkte, über Leistungs- und Preisvergleichslisten von Anbietern und spezielle Verträge zwischen Kasse und einzelnen Diensten oder Häusern informieren.

Auch die Pflegekassen haben die gesetzlich festgelegte Aufgabe, ihre Versicherten umfassend zu beraten. Geht ein Antrag auf Pflegeleistungen ein, müssen die Pflegekassen innerhalb von zwei Wochen einen Termin für eine kostenlose Pflegeberatung anbieten und einen individuellen Ansprechpartner nennen. Alternativ können sie einen Gutschein für eine Pflegeberatung in einer unabhängigen Beratungsstelle ausstellen. Auch dort muss der Versicherte innerhalb von zwei Wochen einen Beratungstermin bekommen.

In vielen Kommunen gibt es kostenlose und von Trägern unabhängige Beratungsangebote und in vielen Bundesländern (ausgenommen Sachsen und Sachsen-Anhalt) sogenannte Pflegestützpunkte. Pflegestützpunkte haben die Aufgabe, umfassend rund um das Thema Pflegebedürftigkeit zu beraten. Dies beinhaltet auch Fragen nach möglicher Rehabilitation, Hilfsmitteln oder der Wohnungsanpassung. In der Regel werden die Pflegestützpunkte allerdings in der Verantwortung der Pflegekassen betrieben, sodass eine völlig unabhängige Beratung nicht immer gewährleistet ist.

→ **TIPP**

Wo der nächste Pflegestützpunkt liegt, erfahren Sie bei Ihrer Pflegekasse oder der Stadtverwaltung. Das Zentrum für Qualität in der Pflege hat eine Datenbank mit Pflegestützpunkten aufgebaut, die eine Pflegeberatung bieten. Unter https://bdb.zqp.de können Sie über die Postleitzahl oder den Wohnort nach einem Pflegestützpunkt in der Nähe suchen. Klicken Sie auf „nach Beratungsthemen filtern – Pflegestützpunkt", falls bei der ersten Suchanfrage kein Pflegestützpunkt angezeigt wird.

In den Bundesländern Hessen, Nordrhein-Westfalen und Rheinland-Pfalz beraten auch die Verbraucherzentralen zum Pflegerecht. Wenn Sie zum Beispiel Fragen zur Abrechnung des ambulanten Pflegedienstes oder zum Heimvertrag haben oder auch wenn Sie Unterstützung beim Widerspruch benötigen, können Sie sich an die Rechtsanwälte der Verbraucherzentrale wenden.

Die Pflegeberatung beinhaltet mehr als eine reine Information und Auskunft zu den verschiedenen Leistungen der Pflegeversicherung. Die Pflegeberater müssen auf Wunsch einen individuellen Versorgungsplan erstellen. Wenn Sie und Ihr Angehöriger damit einverstanden sind, ermittelt der Pflegeberater (anhand des Pflegegutachtens) den individuellen Hilfebedarf. Er schaut also, in welchen Bereichen Ihr Angehöriger besondere Unterstützung braucht, und hilft dann bei der Auswahl und Zusammenstellung der verschiedenen Leistungen, auch anderer Sozialleistungsträger wie der Krankenkassen.

Darüber hinaus gibt es eine wachsende Anzahl von gewerblich tätigen Beratern, die auf Grundlage einer pflegerischen, sozialen oder juristischen Ausbildung ihre Dienste anbieten. Diese sind allerdings in der Regel kostenpflichtig. Es gibt sogar Angebote, bei denen sogenannte „unabhängige Pflegegutachter" ein Vorab-Gutachten erstellen, um die Chancen für einen Pflegegrad auszuloten. Hier ist Vorsicht geboten: Zum Teil fallen zwar nur dann Kosten an, wenn auch wirklich ein Pflegegrad anerkannt wird, jedoch sind diese Kosten in der Regel überflüssig, da bei Vorliegen entsprechender Kriterien ein Rechtsanspruch auf Leistungen aus der Pflegeversicherung besteht. Unübersichtlich wird es im Bereich der freien Gutachter auch, weil die Begriffe „Pflegegutachter" und „Pflegesachverständiger" nicht geschützt sind und sich im Prinzip jeder so nennen darf.

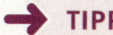 **TIPP**

Falls Ihr Angehöriger keine umfassende Beratung und Hilfestellung bekommt, sollten Sie nachhaken. Er hat ein gesetzlich verankertes Recht darauf.

 Gut zu wissen

Die Pflegeberatung von privat Krankenversicherten übernimmt die Firma Compass Private Pflegeberatung. Ruft ein Ratsuchender dort an, meldet sich ein Berater, der einen Termin zu Hause vereinbart. Der Ablauf der Pflegeberatung ist vergleichbar mit der Beratung bei gesetzlich Versicherten.

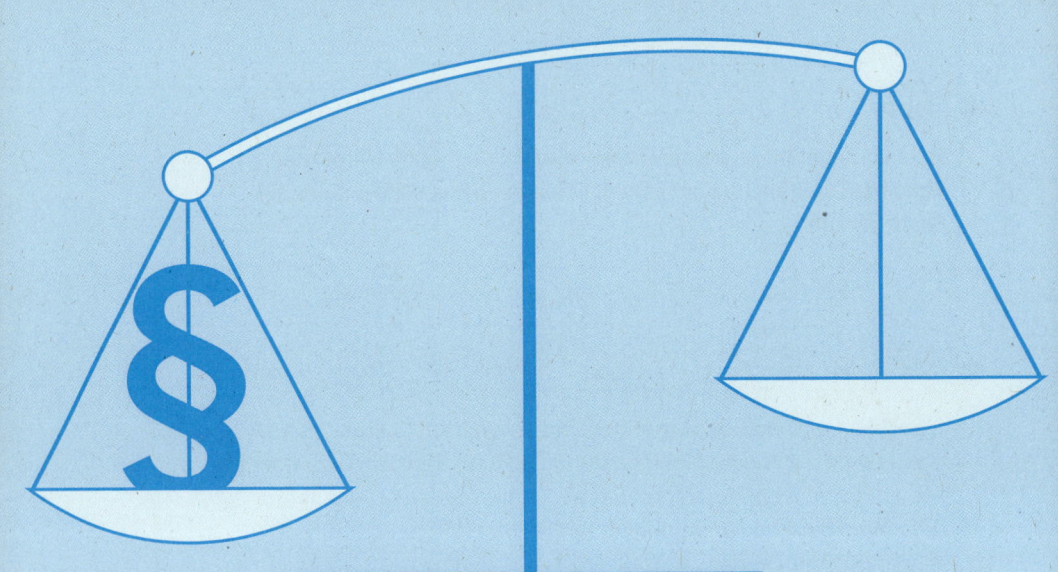

Pflegegutachten und Pflegebescheid: Anfechtung von Bescheiden

Was tun, wenn der Antrag abgelehnt wird oder Sie mit dem Ergebnis nicht einverstanden sind? Dieses Kapitel hilft Ihnen, das Pflegegutachten zu verstehen und erfolgreich Widerspruch einzulegen. Hierzu benötigen Sie:

- Das Gutachten der Pflegekasse
- Den Pflegebescheid
- Unseren Musterbrief für den Widerspruch (→ Seite 64)

Wenn der Pflegebescheid eintrifft

Das Gutachten des Medizinischen Dienstes bildet für die Pflegekasse die Grundlage, um über den Leistungsantrag zu entscheiden.

In der Regel folgen die Pflegekassen in ihrem Bescheid den Empfehlungen des Gutachters. Im Einzelfall können sie hiervon jedoch auch abweichen, wenn beispielsweise die Feststellungen im Gutachten nicht plausibel sind. Das ist jedoch eher die Ausnahme.

Die Entscheidung der Pflegekasse, ob und in welcher Höhe ein Pflegegrad zuerkannt wird, muss dem Pflegebedürftigen schriftlich, innerhalb der gesetzlich vorgegebenen Zeit, mitgeteilt werden (→ Seite 14, insbesondere auch zu den Ausnahmen). Neben der Entscheidung über den Pflegegrad, die Höhe der Leistung der Pflegekasse und dem Zeitpunkt, ab dem die Pflegekasse zahlt, erhält der Antragsteller in diesem Schreiben noch weitere Informationen. Dazu zählt, welche Empfehlungen der MDK hinsichtlich der Notwendigkeit von Hilfsmitteln und Pflegehilfsmitteln, von Vorsorgeleistungen (Prävention) und Rehabilitation getroffen hat.

Gut zu wissen

Die Empfehlung für **Hilfsmittel und Pflegehilfsmittel** gilt bereits als Antrag, wenn der Betroffene zustimmt. Das Verfahren zur Beantragung einer **medizinischen Rehabilitation** für Pflegebedürftige wird ebenfalls vereinfacht: Die Mitteilung über eine Rehabilitationsempfehlung des MDK zählt schon als Reha-Antrag, wenn man in dieses Verfahren einwilligt. In diesem Fall ist kein eigener Reha-Antrag mehr notwendig, da die Pflegekasse den Antrag an den zuständigen Leistungsträger weiterleitet.

Auch auf die Übersendung des vom Medizinischen Dienst erstellten Gutachtens hat der Betroffene einen Anspruch. Die Pflegekasse ist von sich aus verpflichtet, das Gutachten automatisch mit dem Bescheid zu verschicken. Lediglich, wenn der Zusendung widersprochen wird, wird das Gutachten nicht zugesandt.

 TIPP

Auf das Recht, das Gutachten einzusehen, sollten Sie nicht verzichten. Das Gutachten kann zwar im Fall eines Widerspruchs auch noch später angefordert werden, Sie sparen sich aber Zeit und Mühe, wenn Sie dies schon beim Gutachterbesuch zu Protokoll geben.

Manchmal wird die Pflegekasse darauf drängen, Maßnahmen, die der Gutachter vorgeschlagen hat (zum Beispiel zur Wohnumfeldverbesserung, eine Rehabilitation oder die Anschaffung eines Hilfsmittels), tatsächlich auch umzusetzen – insbesondere dann, wenn der Pflegebedürftige so in einen niedrigeren Pflegegrad eingeordnet werden kann. Diesen Empfehlungen muss der Pflegebedürftige folgen, denn er ist grundsätzlich verpflichtet, daran mitzuwirken, dass seine Pflegebedürftigkeit gemindert oder eventuell sogar beseitigt wird.

Falls erforderlich: Widerspruch einlegen

Gegen den Bescheid der Pflegekasse – nicht gegen das Gutachten – kann innerhalb von einem Monat schriftlich Widerspruch eingelegt werden, gerechnet vom Datum der Bekanntgabe des Bescheides. Damit Sie auf der sicheren Seite sind, sollten Sie grundsätzlich das Datum des Bescheides wählen.

TIPP

Schreiben Sie am besten den Absender auf dem Bescheid ab, dann können Sie sicher sein, dass der Widerspruch an die richtige Adresse geht.

Wenn, was leider vorkommt, die Pflegekasse nicht auf diese Widerspruchsfrist hinweist, kann der Bescheid sogar ein Jahr lang angefochten werden. Ein Widerspruch sollte zudem immer begründet werden. Weil sich der Widerspruch ausschließlich gegen den Bescheid der Pflegekasse und nicht gegen das Gutachten richtet, ist er auch bei der Pflegekasse und nicht beim MDK oder Gutachter einzulegen. In der Widerspruchsbegründung kann allerdings darauf hingewiesen werden, dass die Sichtweise des Gutachters der tatsächlichen Pflegesituation widerspricht. Zweckmäßig ist es, hierzu konkrete Argumente anzuführen. Sie können hier Beispiele aus dem Pflegealltag aufführen, und wenn schon ein Pflegedienst zu Ihnen nach Hause kommt, können Sie den auch noch einmal um Hilfe bitten. Gesetzlich Versicherte müssen ihren Widerspruch übrigens innerhalb der Monatsfrist zunächst nicht begründen. Es genügt vorerst, seinen grundsätzlichen Einspruch zu Papier zu bringen (→ Musterbrief, Seite 64). Begründen sollten Sie den

Widerspruch erst, wenn Sie auch das Gutachten geprüft haben und wissen, an welchen Punkten der MDK zu einer anderen Einschätzung gekommen ist.

Musterschreiben für einen fristwahrenden Widerspruch

An die Pflegekasse XY
Versicherungsnummer: XX
Betreff: Widerspruch gegen den Bescheid vom (Datum)

Sehr geehrte Damen und Herren,
gegen den Bescheid (Aktenzeichen) vom (Datum), der mir am (Datum) zugegangen ist, lege ich hiermit Widerspruch ein. Die Begründung meines Widerspruchs reiche ich nach.
(Sofern noch nicht geschehen:) Ich bitte Sie, mir eine Kopie des Gutachtens des Medizinischen Dienstes zu übersenden.

Mit freundlichen Grüßen

Damit Sie bei einem möglichen Rechtsstreit belegen können, dass Sie fristgerecht Widerspruch eingelegt haben, sollten Sie den Brief als Einschreiben mit Rückschein verschicken oder per Fax versenden.

Statistiken belegen, dass viele Widersprüche gegen Entscheidungen der Pflegekassen erfolgreich waren. Dennoch macht ein Widerspruch natürlich nur Sinn, wenn genügend Argumente dafür sprechen, dass die Entscheidung der Pflegekasse falsch war. Für Pflegebedürftige (oder deren Angehörige) ist es als pflegerische und medizinische Laien vor der Begründung des Widerspruchs deshalb ratsam, den fachlichen Rat einer Pflegefachkraft beziehungsweise eines Arztes einzuholen, wenn es darum geht, medizinisch-pflegerische Aussagen im Pflegegutachten zu korrigieren. In der Begründung muss dann die abweichende Einschätzung der Pflegesituation dargestellt und möglichst durch Beispiele oder Unterlagen, wie zum Beispiel die Dokumentation eines Pflegedienstes, belegt werden. Vielleicht gibt es auch am Wohnort eine Pflegeberatungsstelle oder eine andere Einrichtung – wie etwa Selbsthilfeorganisationen oder die Verbraucherzentralen in NRW, Rheinland-Pfalz und Hessen –, bei der Sie sich beraten lassen können.

Entstehen Ihnen durch den Widerspruch Kosten, so werden Ihnen diese erstattet, wenn der Widerspruch – gegebenenfalls auch nur teilweise – erfolgreich war. Das gilt auch für eventuelle Gebühren, die gezahlt werden mussten, weil eine Beratung durch einen Rechtsanwalt in Anspruch genommen wurde. Sammeln Sie daher Ihre Belege und legen Sie diese dem Antrag auf Übernahme der Kosten bei.

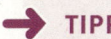

TIPP

Die Erstattung Ihrer Kosten erfolgt nicht automatisch, sondern muss beantragt werden. Wichtig ist, dass aus dem Antrag hervorgeht, auf welches Aktenzeichen Sie sich beziehen und welche Kosten Sie von der Kasse erstattet haben wollen.

Wird gegen einen Pflegebescheid Widerspruch eingelegt, überprüft die Pflegekasse zunächst intern das Gutachten, das dem Bescheid zugrunde liegt. Bringt dies keine andere Einstufung, wird in der Regel der Gutachter beauftragt, seine Einschätzung zu überprüfen. Falls der Gutachter allein aufgrund der Begründung des Widerspruchs ebenfalls zu keinem anderen Ergebnis kommt, wird ein sogenanntes Zweitgutachten erstellt. Dies bedeutet, dass durch einen Arzt oder eine Pflegefachkraft, die nicht am ersten Gutachten beteiligt war, eine erneute Begutachtung in der häuslichen Umgebung (oder auch im Pflegeheim) stattfindet. In diesem Gutachten muss der Gutachter dann explizit auf die Widerspruchsbegründung eingehen, aber auch prüfen, ob vielleicht in dem Zeitraum seit der letzten Begutachtung eine Verschlechterung eingetreten ist. Im Anschluss an dieses Verfahren wird entweder den Einwänden des Widerspruchs Rechnung getragen und die beantragten Leistungen werden gewährt – oder der Widerspruch wird zurückgewiesen, wenn die Pflegekasse bei ihrer ursprünglichen Einstufung bleibt.

TIPP

Lesen Sie die Schreiben der Pflegekasse aufmerksam durch. Zum Teil fordern die Kassen noch vor Versenden der Entscheidung über den Widerspruch dazu auf, den Widerspruch zurückzunehmen. Dieses Schreiben kann man aufgrund der Formulierung durchaus mit einer Ablehnung des Widerspruches verwechseln. Eine Rücknahme des Widerspruches ist jedoch nicht ratsam, da Ihnen in diesem Fall der weitere Rechtsweg versperrt ist. Wenn Sie den Widerspruch überdacht haben und weiterhin der Auffassung sind, dass der Pflegebedarf höher ist, als von der Kasse eingeschätzt, sollten Sie den Widerspruch aufrechterhalten.

Gegen eine erneute Ablehnung – den Widerspruchsbescheid – können Sie vor dem örtlich zuständigen Sozialgericht klagen. Auch jetzt bleibt wieder ein Monat Zeit, bis die Klageschrift bei Gericht eingegangen sein muss – oder gar ein Jahr, wenn die Pflegekasse vergessen hat, dem Bescheid die sogenannte Rechtsbehelfsbelehrung hinzuzufügen, das heißt, wenn sie versäumt hat, den Antragsteller über seine Widerspruchs- beziehungsweise Klagemöglichkeit zu informieren. Wollen Sie Klage einreichen, benötigen

Sie zunächst keine rechtsanwaltliche Vertretung. Erst wenn die Klage bis vor das Landessozialgericht kommt, müssen Sie einen Anwalt hinzuziehen. Sie können somit auch zunächst einen Nicht-Rechtsanwalt als Bevollmächtigten beauftragen oder einen Beistand zuziehen. Wer jedoch weniger rechtskundig ist, für den empfiehlt es sich schon, seine Rechte durch einen Anwalt wahrnehmen oder sich von einer kompetenten Institution (zum Beispiel von Betroffenen- oder Behindertenverbänden) unterstützen zu lassen. Bei Widersprüchen helfen Ihnen auch einige Verbraucherzentralen.

Grundsätzlich sind die Verfahren vor dem Sozialgericht für die Kläger kostenfrei – sofern sie Versicherte, Leistungsempfänger oder behinderte Menschen sind. Ins Portemonnaie greifen muss nur, wer einen Anwalt mit der Vertretung seiner Interessen beauftragt hat. Nur wenn der Kläger das Verfahren gewinnt, übernimmt die Behörde (die Pflegekasse) die Kosten auf Antrag. Auch notwendige Auslagen können bei der Gegenseite geltend gemacht werden. Selbst in Auftrag gegebene Gutachten müssen allerdings selbst bezahlt werden.

Bei einem Prozess besteht zudem die Möglichkeit, dass einem Kläger Prozesskostenhilfe und die Beiordnung eines Rechtsanwaltes bewilligt werden. Anspruch darauf haben diejenigen, die sich aus finanziellen Gründen keinen Rechtsbeistand leisten können und deren Verfahren Aussicht darauf hat, erfolgreich zu sein. Über die Bewilligung dieser Hilfen entscheidet das Gericht.

Private Gutachten nicht immer hilfreich

Im Rahmen des Widerspruchsverfahrens sollten Sie gut überlegen, ob Sie von sich aus ein unabhängiges Pflegegutachten in Auftrag geben. Diese sind in der Regel nicht billig und schlagen mit bis zu 1.500 Euro zu Buche. Zudem muss die Pflegekasse diesem Gutachten auch nicht folgen. Eine fundierte Begründung des Widerspruchs und eine Auseinandersetzung mit dem Formulargutachten der Kasse kann da wesentlich mehr zum Erfolg beitragen. Falls es dennoch bis zu einer Klage vor dem Sozialgericht kommt, wird dann oftmals vom Gericht ein externer und unabhängiger Sachverständiger mit der Erstellung eines Gutachtens beauftragt. Und selbst danach bliebe noch die Möglichkeit, einen eigenen Sachverständigen vom Gericht anhören zu lassen.

Klage beim privaten Versicherer

Gegen eine ablehnende (oder nur teilweise bewilligende) Entscheidung der Pflegekasse eines privaten Versicherers stehen ebenfalls Rechtsmittel zur Verfügung. Allerdings kennen die privaten Pflegekassen kein Widerspruchsverfahren wie in der gesetzlichen Pflegeversicherung. So ist der Pflegebedürftige sofort auf eine Klage angewiesen – und zwar ebenfalls vor dem Sozialgericht, vor dem dann innerhalb von sechs Monaten Klage erhoben werden muss. Es empfiehlt sich jedoch auch hier, dem privaten Versicherer vor einer Klage mitzuteilen, dass – und aus welchem Grund – Sie mit der Entscheidung der Pflegeversicherung nicht einverstanden sind. Auch die privaten Versicherer werden in solchen Fällen häufig bereit sein, ein zweites Gutachten einzuholen, um dann nochmals über den Antrag zu entscheiden. Bleibt es bei der Ablehnung, kann anschließend immer noch der Gang zum Sozialgericht angetreten werden. Die bereits genannte Frist von sechs Monaten gilt auch dann, wenn Sie gerade mit der Pflegeversicherung in Verhandlung sind und sich um eine einvernehmliche Lösung bemühen. Für das sozialgerichtliche Verfahren gelten dieselben Grundsätze wie bei einer Klage gegen eine gesetzliche Pflegekasse.

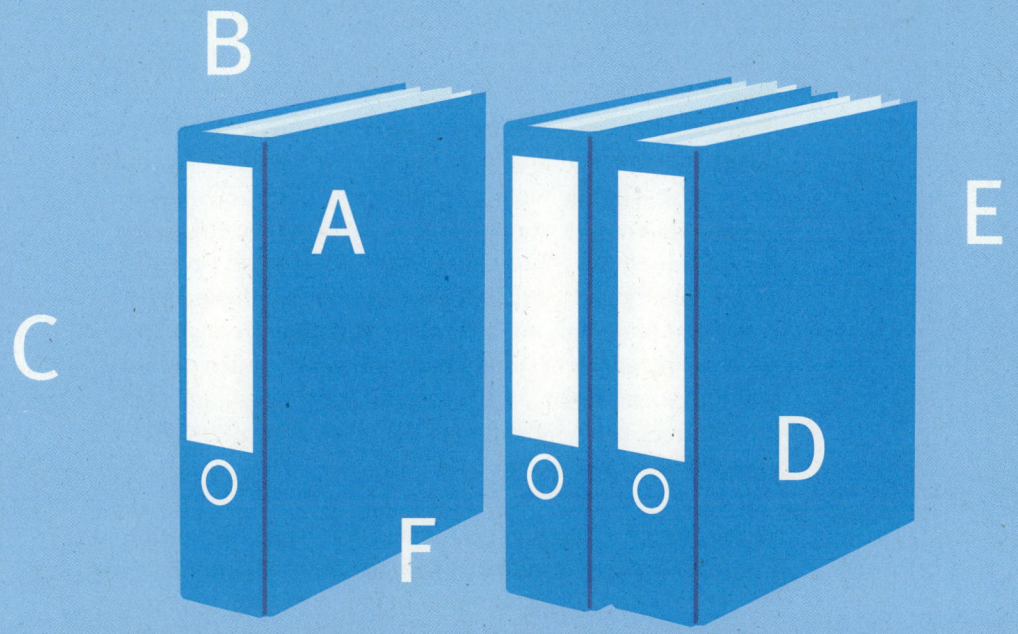

Anhang

Checkliste für den Pflegebedarf

Die Pflege-Checkliste (→ Seite 72 ff.) ist ein Instrument, das Ihnen helfen kann, den Besuch des Gutachters vorzubereiten. Mit der Checkliste können Sie im Vorfeld alle Bereiche durchgehen, die auch der Gutachter beim Hausbesuch abklopft. Die Faustregel ist hier: Je unselbstständiger der Betroffene ist, umso höher kann der Pflegegrad ausfallen. Allerdings lässt sich allein aus der Anzahl der Kästchen, in denen noch Selbstständigkeit vorliegt oder schon eine höhergradige Unselbstständigkeit vorhanden ist, nicht direkt einschätzen, welcher Pflegegrad am Ende festgestellt wird. Dies liegt an der komplizierten Berechnung: Für jede Einschätzung werden (zum Teil sehr unterschiedlich viele) Punkte vergeben. Die Punkte werden dann „gewichtet". Das bedeutet: Die Bereiche, welche der Gutachter einschätzt, tragen nicht gleichberechtigt zu den Pflegegraden bei. Bei der wissenschaftlichen Entwicklung des neuen Begutachtungsinstrumentes wurde festgelegt, wie groß der Anteil der einzelnen Abschnitte am Gesamt-Pflegegrad sein soll. Selbstversorgung (zum Beispiel Unselbstständigkeit beim Waschen) bleibt mit 40 Prozent ein wichtiger Bereich. Mit rund 15 Prozent Gewichtung bekommen aber auch die Gestaltung sozialer Kontakte und des Alltags oder auch kommunikative Schwierigkeiten im Vergleich zum alten System eine größere Bedeutung.

Füllen Sie die Pflege-Checkliste aus und legen Sie sie vor, wenn der Gutachter ins Haus kommt. Wenn Sie dem Gutachter eine Kopie für seine Unterlagen mitgeben können, ist das hilfreich. Die Eintragungen können wichtige Daten für die Ermittlung des Pflegebedarfs liefern.

 TIPP

Zur Vorbereitung der Begutachtung sollten Sie sich die Pflegesituation mithilfe der Checkliste an mindestens einem Tag genauer anschauen und notieren, in welchen Bereichen der Betroffene noch selbstständig ist oder wo Hilfen benötigt werden.

In der Checkliste finden Sie zu jedem Punkt weiterführende Informationen und Beispiele, welche die Unterscheidung zwischen überwiegend selbstständig und überwiegend unselbstständig sowie den anderen Punkten vereinfachen sollen. Erläuterungen zu Fachbegriffen finden Sie im Glossar (→ Seite 142 ff).

Sinnvoll: Den Alltag kurz beschreiben

Wir empfehlen Ihnen, zu jedem Abschnitt in der Checkliste ein kurzes Beispiel aus der täglichen Pflegepraxis aufzuschreiben. Nutzen Sie dazu die Spalte „Eigene Beispiele" in der Tabelle ab Seite 72. Dann können Sie bei der Begutachtung direkt aus Ihrem Pflegealltag berichten. Ein Praxisbeispiel macht Ihre Einschätzung glaubwürdiger und hilft auch Außenstehenden, die Situation besser einzuschätzen. Das kann vor allem dann hilfreich sein, wenn der Gutachter aufgrund seines Eindrucks zu einer anderen Bewertung kommt.

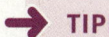

TIPP

Bei jeder Beschreibung sollten Sie versuchen, vier Fragen zu beantworten:

- Wo zeigt sich Selbstständigkeit/Unselbstständigkeit in besonderem Maße?
- Müssen Sie dem Pflegebedürftigen Dinge/Abläufe erklären? Wenn ja, welche?
- Wie läuft die Unterstützung konkret ab?
- Wenn der Pflegebedürftige etwas selbst macht und Sie trotzdem bei ihm bleiben: Warum ist das aus Ihrer Sicht notwendig?

Im Anschluss an jedes der sechs Module finden Sie ein Feld, in das Sie weitere Notizen eintragen können.

Die **Pflege-Checkliste** zur Vorbereitung auf den Gutachtertermin erhalten Sie auch als kostenpflichtigen **Download** unter www.ratgeber-verbraucherzentrale.de/Pflege-Checkliste – zum Ausdrucken im Format DIN A4.

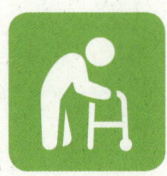

Modul 1 – Mobilität

Alle Kriterien aus dem Bereich Mobilität werden nach dem Schema „selbstständig", „überwiegend selbstständig", „überwiegend unselbstständig" und „unselbstständig" eingeschätzt.

1.1 Positionswechsel im Bett

Darum geht es: Verschiedene Lagen und Positionen im Bett einnehmen. Zur-Seite-Drehen und Aufrichten aus der liegenden Position.

Kategorie	So bewertet der Gutachter	Eigene Beispiele (Hilfestellungen, Tätigkeiten)
Selbstständig	Die Person kann ihre Position unter Nutzung von Hilfsmitteln (Aufrichthilfe, Bettseitenteil, Strickleiter, elektrisch verstellbares Bett) allein verändern.	
Überwiegend selbstständig	Die Person kann beispielsweise nach Anreichen eines Hilfsmittels oder Reichen der Hand ihre Lage im Bett verändern.	
Überwiegend unselbstständig	Die Person kann beim Positionswechsel nur wenig mithelfen, z.B. auf den Rücken rollen, am Bettgestell festhalten, Aufforderungen folgen wie z.B. „Bitte die Arme vor der Brust verschränken und den Kopf auf die Brust legen".	
Unselbstständig	Die Person kann sich beim Positionswechsel nicht oder nur minimal beteiligen.	

1.2 Halten einer stabilen Sitzposition

Darum geht es: Sich auf einem Bett, Stuhl oder Sessel aufrecht halten können.

Kategorie	So bewertet der Gutachter	Eigene Beispiele (Hilfestellungen, Tätigkeiten)
Selbstständig	Wenn die Person beim Sitzen gelegentlich ihre Sitzposition korrigieren muss.	
Überwiegend selbstständig	Die Person kann sich nur kurz, z.B. für die Dauer einer Mahlzeit oder eines Waschvorgangs, selbstständig in der Sitzposition halten, darüber hinaus benötigt sie aber personelle Unterstützung zur Korrektur der Position.	
Überwiegend unselbstständig	Die Person kann sich wegen eingeschränkter Rumpfkontrolle auch mit Rücken und Seitenstütze nicht in aufrechter Position halten und benötigt auch während der Dauer einer Mahlzeit oder eines Waschvorgangs personelle Unterstützung zur Positionskorrektur.	
Unselbstständig	Die Person kann sich nicht in Sitzposition halten. Bei fehlender Rumpf- und Kopfkontrolle kann die Person nur im Bett oder Lagerungsstuhl liegend gelagert werden.	

1.3 Umsetzen

Darum geht es: Von einer erhöhten Sitzfläche, Bettkante, Stuhl, Sessel, Bank, Toilette etc., aufstehen und sich auf einen Rollstuhl, Toilettenstuhl, Sessel o.Ä. umsetzen.

Kategorie	So bewertet der Gutachter	Eigene Beispiele (Hilfestellungen, Tätigkeiten)
Selbstständig	Die Person benötigt keine Personenhilfe, benutzt aber ein Hilfsmittel oder einen anderen Gegenstand zum Festhalten oder Hochziehen (z.B. Griffstangen) oder muss sich auf einem Tisch, Armlehnen oder sonstigen Gegenständen abstützen, um aufzustehen. Als selbstständig ist auch zu bewerten, wer zwar nicht stehen kann, sich aber aus eigener Kraft ohne personelle Hilfe umsetzen kann (z.B. vom Bett in den Rollstuhl oder vom Rollstuhl auf die Toilette).	
Überwiegend selbstständig	Die Person kann aus eigener Kraft aufstehen oder sich umsetzen, wenn sie eine Hand oder einen Arm gereicht bekommt.	
Überwiegend unselbstständig	Die Pflegeperson muss beim Aufstehen, Umsetzen (erheblichen) Kraftaufwand aufbringen (hochziehen, halten, stützen, heben). Die beeinträchtigte Person hilft jedoch in geringem Maße mit und kann z.B. kurzzeitig stehen.	
Unselbstständig	Die Person muss gehoben oder getragen werden, Mithilfe ist nicht möglich.	

1.4 Fortbewegen innerhalb des Wohnbereiches

Darum geht es: Sich innerhalb einer Wohnung oder im Wohnbereich einer Einrichtung zwischen den Zimmern sicher bewegen. Hier geht es um die rein körperliche Fähigkeit bezogen auf eine Gehstrecke von mindestens acht Metern.

Kategorie	So bewertet der Gutachter	Eigene Beispiele (Hilfestellungen, Tätigkeiten)
Selbstständig	Die Person kann sich ohne Hilfe durch andere Personen fortbewegen. Dies kann ggf. unter Nutzung von Hilfsmitteln, z.B. Rollator, Rollstuhl oder sonstigen Gegenständen, z.B. Stock oder Möbelstück, geschehen.	
Überwiegend selbstständig	Die Person kann die Aktivität überwiegend selbstständig durchführen. Personelle Hilfe ist beispielsweise erforderlich im Sinne von Bereitstellen von Hilfsmitteln (z.B. Rollator oder Gehstock), Beaufsichtigung aus Sicherheitsgründen oder gelegentlichem Stützen, Unterhaken.	
Überwiegend unselbstständig	Die Person kann nur wenige Schritte gehen oder sich mit dem Rollstuhl nur wenige Meter fortbewegen oder kann nur mit Stützung oder Festhalten einer Pflegeperson gehen. Die ausschließliche Fähigkeit der Fortbewegung durch Krabbeln oder Robben ist generell als „überwiegend unselbstständig" zu bewerten.	

Fortsetzung → Seite 76

Unselbst-ständig	Die Person muss getragen oder vollständig im Rollstuhl geschoben werden.	

1.5 Treppensteigen

Darum geht es: Wie der Name schon sagt: Überwinden von Treppen zwischen zwei Etagen. Die Fähigkeit muss durch den Gutachter in jedem Fall bewertet werden – unabhängig davon, ob es in der Wohnung Treppen gibt oder ob diese genutzt werden.

Kategorie	So bewertet der Gutachter	Eigene Beispiele (Hilfestellungen, Tätigkeiten)
Selbstständig	Die Person kann ohne Hilfe durch andere Personen in aufrechter Position eine Treppe steigen.	
Überwiegend selbstständig	Die Person kann eine Treppe alleine steigen, benötigt aber Begleitung wegen eines Sturzrisikos.	
Überwiegend unselbstständig	Treppensteigen ist nur mit Stützen oder Festhalten der Person möglich.	
Unselbstständig	Person muss getragen oder mit Hilfsmitteln transportiert werden, keine Eigenbeteiligung.	

Meine Notizen zum Modul „Mobilität"

_____

_____

_____

Modul 2 – Kognitive und kommunikative Fähigkeiten

Hier geht es, einfach gesagt, um Dinge, die mit dem Denkvermögen, Erinnern, Einschätzen von Situationen und der Kommunikation mit anderen Personen zu tun haben. Alle Kriterien aus dem Bereich Mobilität werden nach dem Schema „vorhanden/unbeeinträchtigt", „größtenteils vorhanden", „in geringem Maße vorhanden" und „nicht vorhanden" eingeschätzt.

Hinweis: Der Gutachter wird Modul 2 und Modul 3 auswerten, es geht danach aber nur das Modul mit dem höheren Punktwert in die Gesamtbewertung ein.

Kategorie	So bewertet der Gutachter	Eigene Beispiele (Hilfestellungen, Tätigkeiten)
Vorhanden/unbeeinträchtigt	Die Person erkennt andere Personen aus ihrem näheren Umfeld unmittelbar.	
Größtenteils vorhanden	Die Person erkennt bekannte Personen erst nach einer längeren Zeit (z.B. in einem Gespräch) oder sie hat Schwierigkeiten – wenn auch nicht täglich – vertraute Personen zu erkennen.	
In geringem Maße vorhanden	Die aus dem näheren Umfeld stammenden Personen werden nur selten erkannt oder die Fähigkeit hängt von der Tagesform ab.	
Nicht vorhanden	Auch Familienmitglieder werden nicht oder nur ausnahmsweise erkannt.	

2.2 Örtliche Orientierung

Darum geht es: Fähigkeit, sich in der räumlichen Umgebung zurechtzufinden, andere Orte gezielt anzusteuern und zu wissen, wo man sich befindet.

Kategorie	So bewertet der Gutachter	Eigene Beispiele (Hilfestellungen, Tätigkeiten)
Vorhanden/unbeeinträchtigt	Die Person weiß, in welcher Stadt, auf welchem Stockwerk und ggf. in welcher Einrichtung sie sich befindet. Sie kennt sich in den regelmäßig genutzten Räumlichkeiten aus. Ein Verirren in den Räumlichkeiten der eigenen Wohnung oder unmittelbar im Wohnbereich einer Einrichtung kommt nicht vor und die Person findet sich auch in der näheren außerhäuslichen Umgebung zurecht. Sie weiß beispielsweise, wie sie zu benachbarten Geschäften, zu einer Bushaltestelle oder zu einer anderen nahe gelegenen Örtlichkeit gelangt.	
Größtenteils vorhanden	Es bestehen Schwierigkeiten, sich in der außerhäuslichen Umgebung zu orientieren, beispielsweise nach Verlassen des Hauses wieder den Weg zurück zu finden. In den eigenen Wohnräumen existieren solche Schwierigkeiten hingegen nicht.	
In geringem Maße vorhanden	Die Person hat auch in einer gewohnten Wohnumgebung Schwierigkeiten sich zurechtzufinden. Regelmäßig genutzte Räumlichkeiten und Wege in der Wohnumgebung werden nicht immer erkannt.	

Kategorie	So bewertet der Gutachter	Eigene Beispiele (Hilfestellungen, Tätigkeiten)
Nicht vorhanden	Selbst in der eigenen Wohnumgebung ist die Person regelmäßig auf Unterstützung angewiesen, um sich zurechtzufinden.	

2.3 Zeitliche Orientierung

Darum geht es: Fähigkeit, zeitliche Strukturen zu erkennen. Dazu gehören Uhrzeit, Tagesabschnitte (Vormittag, Nachmittag, Abend etc.), Jahreszeiten und die zeitliche Abfolge des eigenen Lebens.

Kategorie	So bewertet der Gutachter	Eigene Beispiele (Hilfestellungen, Tätigkeiten)
Vorhanden/unbeeinträchtigt	Die zeitliche Orientierung ist ohne nennenswerte Beeinträchtigungen vorhanden.	
Größtenteils vorhanden	Die Person ist die meiste Zeit über zeitlich orientiert, aber nicht durchgängig. Sie hat z.B. Schwierigkeiten, ohne äußere Orientierungshilfen (Uhr, Dunkelheit etc.) den Tagesabschnitt zu bestimmen.	
In geringem Maße vorhanden	Die zeitliche Orientierung ist die meiste Zeit nur in Ansätzen vorhanden. Die Person ist auch unter Nutzung äußerer Orientierungshilfen zumeist nicht in der Lage, Tageszeiten zu erkennen, zu denen regelmäßig bestimmte Ereignisse stattfinden (z.B. Mittagessen).	
Nicht vorhanden	Das Verständnis für zeitliche Strukturen und Abläufe ist kaum oder nicht vorhanden.	

2.4 Erinnern an wesentliche Ereignisse oder Beobachtungen

Darum geht es: Fähigkeit, sich an kurz und auch länger zurückliegende Ereignisse oder Beobachtungen zu erinnern. Dazu gehört, dass die Person z.B. weiß, was sie zum Frühstück gegessen hat oder mit welchen Tätigkeiten sie den Vormittag verbracht hat. Im Hinblick auf das Langzeitgedächtnis geht es bei Erwachsenen z. B. um die Kenntnis des Geburtsjahres, des Geburtsorts oder wichtiger Bestandteile des Lebensverlaufs wie Eheschließung und Berufstätigkeit.

Kategorie	So bewertet der Gutachter	Eigene Beispiele (Hilfestellungen, Tätigkeiten)
Vorhanden/unbeeinträchtigt	Die Person kann über kurz zurückliegende Ereignisse Auskunft geben oder durch Handlungen und Gesten signalisieren, dass sie sich erinnert.	
Größtenteils vorhanden	Die Person hat Schwierigkeiten, sich an manche kurz zurückliegende Ereignisse zu erinnern oder muss hierzu länger nachdenken, sie hat aber keine nennenswerten Probleme, sich an Ereignisse aus der eigenen Lebensgeschichte zu erinnern.	
In geringem Maße vorhanden	Die Person vergisst kurz zurückliegende Ereignisse häufig. Nicht alle, aber wichtige Ereignisse aus der eigenen Lebensgeschichte sind noch präsent.	
Nicht vorhanden	Die Person ist nicht (oder nur selten) in der Lage, sich an Ereignisse, Dinge oder Personen aus der eigenen Lebensgeschichte zu erinnern.	

2.5 Steuern von mehrschrittigen Alltagshandlungen

Darum geht es: Hier geht es darum, alltägliche Handlungen, welche die pflegebedürftige Person täglich oder fast täglich durchführt oder durchgeführt hat (z.B. Waschen, Ankleiden oder auch Dinge wie zum Beispiel Kaffeekochen) zielgerichtet zu steuern.

Kategorie	So bewertet der Gutachter	Eigene Beispiele (Hilfestellungen, Tätigkeiten)
Vorhanden/unbeeinträchtigt	Die Person ist in der Lage, die erforderlichen Schritte selbstständig in der richtigen Reihenfolge auszuführen oder zu steuern, sodass das angestrebte Ergebnis der Handlung erreicht wird.	
Größtenteils vorhanden	Die Person verliert manchmal den Faden und vergisst, welcher Handlungsschritt der nächste ist. Erhält sie dabei eine Erinnerungshilfe, kann sie die Handlung aber selbstständig fortsetzen.	
In geringem Maße vorhanden	Die Person hat erhebliche Schwierigkeiten. Sie verwechselt regelmäßig die Reihenfolge der einzelnen Handlungsschritte oder vergisst einzelne, notwendige Handlungsschritte.	
Nicht vorhanden	Mehrschrittige Alltagshandlungen werden erst gar nicht begonnen oder nach den ersten Versuchen aufgegeben.	

2.6 Treffen von Entscheidungen im Alltagsleben

Darum geht es: Fähigkeit, folgerichtige und geeignete Entscheidungen im Alltag zu treffen. Beispiele dafür können sein, ob sich der Betroffene dem Wetter angepasst kleidet, angemessene und sinnvolle Entscheidungen zum Beispiel über das Durchführen von Einkäufen o.Ä. trifft.

Kategorie	So bewertet der Gutachter	Eigene Beispiele (Hilfestellungen, Tätigkeiten)
Vorhanden/unbeeinträchtigt	Die Person kann auch in unbekannten Situationen folgerichtige Entscheidungen treffen, beispielsweise beim Umgang mit unbekannten Personen, die an der Haustür klingeln.	
Größtenteils vorhanden	Im Rahmen der Alltagsroutinen oder zuvor besprochenen Situationen können Entscheidungen getroffen werden, die Person hat aber Schwierigkeiten in unbekannten Situationen.	
In geringem Maße vorhanden	Die Person trifft zwar Entscheidungen, diese Entscheidungen sind jedoch in der Regel nicht geeignet, ein bestimmtes Ziel zu erreichen. Dies ist beispielsweise der Fall, wenn die Person mit nur leichter Bekleidung bei winterlichen Temperaturen im Freien spazieren gehen will. Weiterhin liegt eine schwere Beeinträchtigung vor, wenn die Person nur mit Unterstützung in Form von Anleitung, Aufforderung, Aufzeigen von Handlungsalternativen in der Lage ist, Entscheidungen zu treffen.	

Fortsetzung → Seite 83

Nicht vorhanden	Die Person kann Entscheidungen auch mit Unterstützung nicht mehr oder nur selten treffen. Sie zeigt keine deutbare Reaktion auf das Angebot mehrerer Entscheidungsalternativen.	

2.7 Versehen von Sachverhalten und Informationen

Darum geht es: Fähigkeit, Sachverhalte zu verstehen und Informationen inhaltlich einordnen zu können.

Kategorie	So bewertet der Gutachter	Eigene Beispiele (Hilfestellungen, Tätigkeiten)
Vorhanden/unbeeinträchtigt	Die Person kann Sachverhalte und Informationen aus dem Alltagsleben ohne nennenswerte Probleme verstehen.	
Größtenteils vorhanden	Die Person kann einfache Sachverhalte und Informationen nachvollziehen, hat bei komplizierteren jedoch Schwierigkeiten.	
In geringem Maße vorhanden	Die Person kann auch einfache Informationen häufig nur nachvollziehen, wenn sie wiederholt erklärt werden. Eine schwere Beeinträchtigung liegt auch dann vor, wenn das Verständnis sehr stark von der Tagesform abhängt.	
Nicht vorhanden	Die Person gibt weder verbal noch nonverbal zu erkennen, dass sie Situationen und übermittelte Informationen verstehen kann.	

2.8 Erkennen von Risiken und Gefahren

Darum geht es: Fähigkeit, Risiken und Gefahren zu erkennen, wie zum Beispiel im Umgang mit Strom und Feuer, Barrieren und Hindernisse in der Wohnung oder auf Fußwegen, ebenso wie mögliche Gefahren außerhalb der Wohnung (Glätte, Baustellen, verkehrsreiche Straßen).

Kategorie	So bewertet der Gutachter	Eigene Beispiele (Hilfestellungen, Tätigkeiten)
Vorhanden/unbeeinträchtigt	Die Person kann solche Risiken und Gefahrenquellen im Alltagsleben ohne Weiteres erkennen, auch wenn sie ihnen aus anderen Gründen (z.B. aufgrund einer körperlichen Erkrankung) nicht aus dem Weg gehen kann.	
Größtenteils vorhanden	Die Person erkennt meist nur solche Risiken und Gefahren, die sich in der vertrauten innerhäuslichen Wohnumgebung wiederfinden. Es bestehen aber beispielsweise Schwierigkeiten, Risiken im Straßenverkehr angemessen einzuschätzen oder Gefährdungen in ungewohnter Umgebung zu erkennen.	
In geringem Maße vorhanden	Die Person kann auch Risiken und Gefahren, denen sie häufig auch in der Wohnumgebung begegnet, oft nicht als solche erkennen.	
Nicht vorhanden	Die Person kann Risiken und Gefahren so gut wie gar nicht erkennen.	

2.9 Mitteilen von elementaren Bedürfnissen

Darum geht es: Fähigkeit, elementare Bedürfnisse wie zum Beispiel Hunger, Durstgefühl, Schmerzen oder Frieren durch Sprache/Laute, Zeichen, Gesten oder Mimik mitzuteilen.

Kategorie	So bewertet der Gutachter	Eigene Beispiele (Hilfestellungen, Tätigkeiten)
Vorhanden/unbeeinträchtigt	Die Person kann Bedürfnisse äußern.	
Größtenteils vorhanden	Die Person kann auf Nachfrage elementare Bedürfnisse äußern. Die Person äußert Bedürfnisse aber nicht immer von sich aus.	
In geringem Maße vorhanden	Elementare Bedürfnisse sind nur aus nicht-sprachlichen Reaktionen (Mimik, Gestik, Lautäußerungen) ableitbar, ggf. nach oder durch entsprechende Ansprache oder Anleitung. Zustimmung oder Ablehnung kann deutlich gemacht werden.	
Nicht vorhanden	Die Person äußert nicht oder nur sehr selten Bedürfnisse, auch nicht in nonverbaler Form. Sie kann weder Zustimmung noch Ablehnung deutlich machen.	

2.10 Verstehen von Aufforderungen

Darum geht es: Fähigkeit, Aufforderungen in Hinblick auf alltägliche Grundbedürfnisse (zum Beispiel Essen, Trinken oder sich kleiden, zu verstehen).

Kategorie	So bewertet der Gutachter	Eigene Beispiele (Hilfestellungen, Tätigkeiten)
Vorhanden/unbeeinträchtigt	Aufforderungen und Bitten zu alltäglichen Grundbedürfnissen werden ohne Weiteres verstanden.	
Größtenteils vorhanden	Einfache Bitten und Aufforderungen, wie z.B. „Setz dich bitte an den Tisch!", „Zieh dir die Jacke über!", „Komm zum Essen!", „Prosit!" werden verstanden, Aufforderungen in nicht alltäglichen Situationen müssen erklärt werden. Zum Teil sind besonders deutliche Ansprache, Wiederholungen, Zeichensprache, Gebärdensprache oder Schrift erforderlich, um Aufforderungen verständlich zu machen.	
In geringem Maße vorhanden	Aufforderungen in nicht alltäglichen Situationen müssen erklärt werden. Zum Teil sind besonders deutliche Ansprache, Wiederholungen, Zeichensprache, Gebärdensprache oder Schrift erforderlich, um Aufforderungen verständlich zu machen.	
Nicht vorhanden	Die Person kann Anleitung und Aufforderungen kaum oder nicht verstehen.	

2.11 Beteiligen an einem Gespräch

Darum geht es: Fähigkeit, in einem Gespräch Gesprächsinhalte aufzunehmen, sinngerecht zu antworten und zur Weiterführung des Gesprächs Inhalte einzubringen.

Kategorie	So bewertet der Gutachter	Eigene Beispiele (Hilfestellungen, Tätigkeiten)
Vorhanden/unbeeinträchtigt	Die Person kommt sowohl in Einzel-, als auch in Gesprächen kleiner Gruppen gut zurecht. Sie zeigt im Gespräch Eigeninitiative, Interesse und beteiligt sich, wenn vielleicht auch nur auf direkte Ansprache hin. Ihre Äußerungen passen zu den Inhalten des Gesprächs.	
Größtenteils vorhanden	Die Person kommt in Gesprächen mit einer Person gut zurecht, in Gruppen ist sie jedoch meist überfordert und verliert den Faden. Wortfindungsstörungen treten regelmäßig auf. Die Person ist häufig auf besonders deutliche Ansprache oder Wiederholung von Worten oder Sätzen angewiesen.	

Fortsetzung → Seite 88

In geringem Maße vorhanden	Die Person kann auch einem Gespräch nur mit einer Person kaum folgen oder sie kann sich nur wenig oder nur mit einzelnen Worten beteiligen. Die Person zeigt nur wenig Eigeninitiative, reagiert aber auf Ansprache oder Fragen mit wenigen Worten (zum Beispiel mit Ja oder Nein). Die Person beteiligt sich am Gespräch, weicht aber in aller Regel vom Gesprächsinhalt ab (führt mehr ein Selbstgespräch) oder es besteht leichte Ablenkbarkeit durch Umgebungseinflüsse.	
Nicht vorhanden	Ein Gespräch mit der Person, das über einfache Mitteilungen hinausgeht, ist auch unter Einsatz nonverbaler Kommunikation kaum oder nicht möglich.	

Meine Notizen zum Modul „Kognitive und kommunikative Fähigkeiten"

_____

_____

_____

_____

_____

_____

_____

Modul 3 – Verhaltensweisen und psychische Problemlagen

Dieses Modul weicht ein wenig vom bisherigen Bewertungsschema ab. Der Gutachter soll hier einschätzen, wie häufig die genannten Problemlagen, die aus psychischen Erkrankungen oder als Folge anderer Gesundheitsprobleme resultieren, im Alltag vorkommen. Die Bewertung reicht dabei von „nie oder sehr selten", über „selten" (ein- bis dreimal in zwei Wochen), „häufig" (häufiger als zweimal in der Woche, jedoch nicht täglich) bis hin zu „täglich".

➡ **Gut zu wissen**

Da es hier um die Häufigkeit bestimmter Verhaltensweisen geht, kann der Gutachter diese in der Regel nicht durch eigene Beobachtungen beim Hausbesuch bewerten. Er ist in besonderem Maß auf die Angaben der Pflegeperson angewiesen. Gerade hier kann eine ausgefüllte Checkliste hilfreich sein. Ärztliche Befunde oder die Dokumentation des Pflegedienstes können die Angaben ggf. unterstützen. An diesem Punkt der Checkliste können Sie ein Beispiel direkt in die Checkliste eintragen.

3.1 Motorisch geprägte Verhaltensauffälligkeit

Darum geht es: Dieser Punkt kann eine ganze Reihe von Verhaltensweisen umfassen, die im Alltag auffällig sind oder von der Norm abweichen und eine Beeinträchtigung darstellen. Beispielhaft können das sein:

- das (scheinbar) ziellose Umhergehen in der Wohnung oder der Einrichtung und der Versuch desorientierter Personen, ohne Begleitung die Wohnung, Einrichtung zu verlassen oder Orte aufzusuchen, die für diese Person unzugänglich sein sollten, z. B. Treppenhaus, Zimmer anderer Bewohner,
- allgemeine Rastlosigkeit in Form von ständigem Aufstehen und Hinsetzen oder Hin- und Herrutschen auf dem Sitzplatz oder im und aus dem Bett.

Kategorie	Mein Alltagsbeispiel	Meine Hilfestellung
Nie oder sehr selten		
Selten (ein- bis dreimal in zwei Wochen)		
Häufig (häufiger als zweimal in der Woche, jedoch nicht täglich)		
Täglich		

3.2 Nächtliche Unruhe

Darum geht es: Hier geht es um konkrete Störung der nächtlichen Ruhephase, wie zum Beispiel durch nächtliches Umherirren, Unruhe bis hin zu einer kompletten Umkehr des Tag-Nacht-Rhythmus. Der Gutachter hat dabei zu bewerten, wie häufig die Pflegeperson tätig werden muss, um den Pflegebedürftigen zum Beispiel wieder ins Bett zu bringen oder zu beruhigen.

Darum geht es nicht: Einschlafprobleme oder Durchschlafstörungen, ohne dass die Pflegeperson eingreifen muss, werden hier nicht berücksichtigt. Gleiches gilt für die Begleitung zur Toilette oder Lagerungen zur Vermeidung von Druckgeschwüren, die an anderer Stelle in die Bewertung eingehen.

Kategorie	Mein Alltagsbeispiel	Meine Hilfestellung
Nie oder sehr selten		
Selten (ein- bis dreimal in zwei Wochen)		
Häufig (häufiger als zweimal in der Woche, jedoch nicht täglich)		
Täglich		

3.3 Selbstschädigendes und autoaggressives Verhalten

Darum geht es: Unter „Autoaggression" sind Verhaltensweisen zu verstehen, mit denen sich der Pflegebedürftige verletzten oder sich schaden kann. Beispiele für diesen Bereich sind, wenn jemand verdorbene oder grundsätzlich ungenießbare Dinge isst oder sich selbst mit Gegenständen, Fingernägeln oder auf andere Weise verletzt.

Kategorie	Mein Alltagsbeispiel	Meine Hilfestellung
Nie oder sehr selten		
Selten (ein- bis dreimal in zwei Wochen)		
Häufig (häufiger als zweimal in der Woche, jedoch nicht täglich)		
Täglich		

3.4 Beschädigung von Gegenständen

Darum geht es: Schlagen, Treten, Wegstoßen von Gegenständen.

Kategorie	Mein Alltagsbeispiel	Meine Hilfestellung
Nie oder sehr selten		
Selten (ein- bis dreimal in zwei Wochen)		
Häufig (häufiger als zweimal in der Woche, jedoch nicht täglich)		
Täglich		

3.5 Physisch aggressives Verhalten gegenüber anderen Personen

Darum geht es: Der Versuch, andere Personen körperlich (auch mit Gegenständen) zu verletzen.

Kategorie	Mein Alltagsbeispiel	Meine Hilfestellung
Nie oder sehr selten		
Selten (ein- bis dreimal in zwei Wochen)		
Häufig (häufiger als zweimal in der Woche, jedoch nicht täglich)		
Täglich		

3.6 Verbale Aggression

Darum geht es: Dieser Punkt kann Drohungen, Beschimpfungen oder Beleidigungen umfassen.

Kategorie	Mein Alltagsbeispiel	Meine Hilfestellung
Nie oder sehr selten		
Selten (ein- bis dreimal in zwei Wochen)		
Häufig (häufiger als zweimal in der Woche, jedoch nicht täglich)		
Täglich		

3.7 Andere pflegerelevante vokale Auffälligkeiten

Darum geht es: „Vokal" bedeutet „mit der Stimme". Vokale Auffälligkeiten sind demnach alle sonstigen durch die Stimme erzeugten Laute (das können auch Worte und Sätze sein), die nicht der Situation angemessen sind, wie zum Beispiel lautes Rufen, Schreien, Klagen ohne nachvollziehbaren Grund, vor sich hin schimpfen, fluchen, seltsame Laute von sich geben, ständiges Wiederholen von Sätzen und Fragen.

Kategorie	Mein Alltagsbeispiel	Meine Hilfestellung
Nie oder sehr selten		
Selten (ein- bis dreimal in zwei Wochen)		
Häufig (häufiger als zweimal in der Woche, jedoch nicht täglich)		
Täglich		

3.8 Abwehr pflegerischer oder anderer unterstützender Maßnahmen

Darum geht es: Die (körperliche) Abwehr von pflegerischen Maßnahmen wie zum Beispiel die Körperpflege, Verweigerung der Nahrungsaufnahme. Hier ist zu beachten: Es geht nicht um Ablehnungen, die auf der Grundlage der Selbstbestimmung des Pflegebedürftigen erfolgen, sondern um Situationen, bei denen der Pflegebedürftige aufgrund seiner Erkrankung die Sinnhaftigkeit nicht erkennt oder verkennt und dadurch Handlungen verweigert. Hier ist es zugegebenermaßen schwierig und herausfordernd, zwischen den beiden Ursachen abzuwägen oder zu entscheiden, wobei es bei der Begutachtung rein um die Abwehrhandlung geht.

Kategorie	Mein Alltagsbeispiel	Meine Hilfestellung
Nie oder sehr selten		
Selten (ein- bis dreimal in zwei Wochen)		
Häufig (häufiger als zweimal in der Woche, jedoch nicht täglich)		
Täglich		

3.9 Wahnvorstellungen

Darum geht es: Der Pflegebedürftige nimmt Dinge wahr, die in der Realität nicht existieren. Er sieht Menschen, die nicht anwesend sind, fühlt sich verfolgt oder bedroht, ohne dass es dafür eine reale Grundlage gibt.

Kategorie	Mein Alltagsbeispiel	Meine Hilfestellung
Nie oder sehr selten		
Selten (ein- bis dreimal in zwei Wochen)		
Häufig (häufiger als zweimal in der Woche, jedoch nicht täglich)		
Täglich		

3.10 Ängste

Darum geht es: Starke Ängste oder Sorgen bis hin zu Angstattacken, unabhängig von der Ursache.

Kategorie	Mein Alltagsbeispiel	Meine Hilfestellung
Nie oder sehr selten		
Selten (ein- bis dreimal in zwei Wochen)		
Häufig (häufiger als zweimal in der Woche, jedoch nicht täglich)		
Täglich		

3.11 Antriebslosigkeit bei depressiver Stimmungslage

Darum geht es: Der Pflegebedürftige zeigt kaum Eigeninitiative, interessiert sich nicht für sein Umfeld und muss ständig zu Handlungen motiviert werden. Wichtig ist, dass es bei diesem Punkt konkret um den Antrieb geht und nicht darum, dass zum Beispiel eine demenzerkrankte Person ständig erinnert werden muss, den nächsten Schritt zu tun oder die nächste Aktivität zu beginnen.

Kategorie	Mein Alltagsbeispiel	Meine Hilfestellung
Nie oder sehr selten		
Selten (ein- bis dreimal in zwei Wochen)		
Häufig (häufiger als zweimal in der Woche, jedoch nicht täglich)		
Täglich		

3.12 Sozial inadäquate Verhaltensweisen

Darum geht es: Verhalten, das normalerweise in der Gesellschaft anderer Menschen tabu ist, zum Beispiel Distanzlosigkeit, sich in unpassenden Momenten oder Situationen entkleiden, unangemessenes Anfassen von Personen bis hin zu unangemessenen körperlichen oder sexuellen Annäherungsversuchen.

Kategorie	Mein Alltagsbeispiel	Meine Hilfestellung
Nie oder sehr selten		
Selten (ein- bis dreimal in zwei Wochen)		
Häufig (häufiger als zweimal in der Woche, jedoch nicht täglich)		
Täglich		

3.13 Sonstige pflegerelevante inadäquate Handlungen

Darum geht es: Nahezu alle anderen (häufig durch psychische oder demenzielle Erkrankungen hervorgerufenen) auffälligen oder situativ unpassenden Handlungen, die nicht in die anderen Kategorien passen: Nesteln an der Kleidung, ständiges Wiederholen der gleichen Handlung (Stereotypien), planlose Aktivitäten, Verstecken oder Horten von Gegenständen, Kotschmieren, Urinieren in die Wohnung.

Kategorie	Mein Alltagsbeispiel	Meine Hilfestellung
Nie oder sehr selten		
Selten (ein- bis dreimal in zwei Wochen)		
Häufig (häufiger als zweimal in der Woche, jedoch nicht täglich)		
Täglich		

Modul 4 – Selbstversorgung

In diesem Abschnitt geht es um den Bereich, der vor der Pflegereform noch der Kern der Begutachtung war, nämlich um Themen der Grundpflege: Waschen, An- und Auskleiden, zur Toilette gehen sowie Essen und Trinken. Die Einschätzungen dazu werden nach folgendem Schema bewertet: „selbstständig", „überwiegend selbstständig", „überwiegend unselbstständig" und „unselbstständig".

Außerdem muss der Gutachter noch grundlegende Angaben zu Besonderheiten der medizinisch/pflegerischen Situation erfassen. Hier geht es vor allem um die beiden Bereiche der Ernährung (Wird der Pflegebedürftige über eine Magensonde ernährt?) und der Kontinenz (Kann er noch seine Blase/seinen Darm kontrollieren?). Der Gutachter kann beim Punkt der Kontinenz zwischen mehreren Schweregraden bei der Inkontinenz unterscheiden. Diese Abfragen dienen dem Gutachter als Hintergrundinformationen und werden nicht mit Punkten versehen.

Angaben zur Urinausscheidung („Wasserlassen"/Blasenschwäche)

Kategorie	So bewertet der Gutachter	Eigene Beispiele (Hilfestellungen, Tätigkeiten)
Ständig kontinent	Hat kein Problem, Urin zu halten.	
Überwiegend kontinent	Leichte Blasenschwäche. Maximal einmal täglich nasse Vorlagen oder auch ständiges, leichtes „Tröpfeln" in die Vorlage.	
Überwiegend inkontinent	Mehrmals täglich einnässen.	
Komplett inkontinent	Die Person ist komplett urininkontinent, kann die Blase nicht kontrollieren.	

Angaben zum Stuhlgang

Kategorie	So bewertet der Gutachter	Eigene Beispiele (Hilfestellungen, Tätigkeiten)
Ständig kontinent	Kann den Stuhlgang kontrollieren.	
Überwiegend kontinent	Die Person kann in der Regel den Stuhlgang kontrollieren. Nur gelegentliches einkoten oder eine „verschmierte" Vorlage.	
Überwiegend inkontinent	Die Person ist überwiegend stuhlinkontinent, nur selten gesteuerte Darmentleerung möglich.	
Komplett inkontinent	Die Person ist komplett stuhlinkontinent, gesteuerte Darmentleerung ist nicht möglich.	

4.1 Waschen des vorderen Oberkörpers

Darum geht es: Sich die Hände, das Gesicht, den Hals, die Arme, die Achselhöhlen und den vorderen Brustbereich waschen und abtrocknen.

Kategorie	So bewertet der Gutachter	Eigene Beispiele (Hilfestellungen, Tätigkeiten)
Selbstständig	Die Person benötigt keine Hilfe.	
Überwiegend selbstständig	Die Person kann die Aktivität selbstständig durchführen, wenn benötigte Gegenstände, z. B. Seife, Waschlappen, bereitgelegt werden oder sie Aufforderung bzw. punktuelle Teilhilfen, z.B. Waschen unter den Achseln oder der Brust, erhält.	
Überwiegend unselbstständig	Die Person kann nur geringe Anteile der Aktivität selbstständig durchführen, sich z.B. nur Hände oder Gesicht waschen, oder benötigt umfassende Anleitung.	
Unselbstständig	Die Person kann sich an der Aktivität nicht oder nur minimal beteiligen.	

4.2 Körperpflege im Bereich des Kopfes

Darum geht es: Kämmen, Zahnpflege/Prothesenreinigung, Rasieren.

Kategorie	So bewertet der Gutachter	Eigene Beispiele (Hilfestellungen, Tätigkeiten)
Selbstständig	Die Person benötigt keine Hilfe.	
Überwiegend selbstständig	Die Person kann die Aktivitäten selbstständig durchführen, wenn benötigte Gegenstände bereitgelegt oder gerichtet werden, z. B. Aufdrehen der Zahnpasta-Tube, Auftragen der Zahnpasta auf die Bürste, Aufbringen von Haftcreme auf die Prothese, Anreichen oder Säubern des Rasierapparates. Alternativ sind Aufforderungen oder punktuelle Teilhilfen erforderlich wie Korrekturen nach dem Kämmen oder nur das Kämmen des Hinterkopfes, das Reinigen der hinteren Backenzähne bei der Zahn-, Mundpflege bzw. die Nachrasur bei sonst selbstständigem Rasieren.	
Überwiegend unselbstständig	Die Person kann nur geringe Anteile der Aktivität selbstständig leisten, so beginnt sie z. B. mit dem Zähneputzen oder der Rasur, ohne die Aktivität zu Ende zu führen.	
Unselbstständig	Die Person kann sich an den Aktivitäten nicht oder nur minimal beteiligen.	

4.3 Waschen des Intimbereichs

Darum geht es: Den Intimbereich waschen und abtrocknen.

Kategorie	So bewertet der Gutachter	Eigene Beispiele (Hilfestellungen, Tätigkeiten)
Selbstständig	Die Person benötigt keine Hilfe.	
Überwiegend selbstständig	Die Person kann die Aktivität selbstständig durchführen, wenn benötigte Utensilien, z. B. Seife, Waschlappen, bereitgelegt werden oder sie aufgefordert wird oder Teilhilfen erhält.	
Überwiegend unselbstständig	Die Person kann nur geringe Anteile der Aktivität selbstständig durchführen, sich z. B. nur den vorderen Intimbereich waschen.	
Unselbstständig	Die Person kann sich an der Aktivität nicht oder nur minimal beteiligen.	

4.4 Duschen und Baden einschließlich Waschen der Haare

Darum geht es: Durchführung des Dusch- oder Wannenbades einschließlich des Waschens der Haare inklusive Beaufsichtigung beim Ein- und Aussteigen oder während des Bades, Abtrocknen und Föhnen der Haare.

Kategorie	So bewertet der Gutachter	Eigene Beispiele (Hilfestellungen, Tätigkeiten)
Selbstständig	Die Person benötigt keine Hilfe.	
Überwiegend selbstständig	Die Person kann die Aktivität selbstständig durchführen, wenn Utensilien vorbereitet bzw. bereitgestellt werden, einzelne Handreichungen geleistet werden, z. B. Stützen beim Ein-, Aussteigen, Bedienung eines Badewannenlifters, Hilfe beim Haarewaschen oder Föhnen, beim Abtrocknen, oder wenn während des (Dusch-)Bades aus nachvollziehbaren Sicherheitsgründen Anwesenheit erforderlich ist.	
Überwiegend unselbstständig	Die Person kann nur einen begrenzten Teil der Aktivität selbstständig durchführen, z. B. das Waschen des vorderen Oberkörpers.	
Unselbstständig	Die Person kann sich an der Aktivität nicht oder nur minimal beteiligen.	

4.5 An- und Auskleiden des Oberkörpers

Darum geht es: Die Fähigkeit, bereitliegende Kleidungsstücke für den Oberkörper an- oder auszuziehen, z. B. Unterhemd, T-Shirt, Hemd, Bluse, Pullover, Jacke, BH, Schlafanzugoberteil oder Nachthemd. Dabei ist es unerheblich, ob diese Kleidungsstücke auch getragen werden. Hilfsmittel, die am Körper getragen werden, finden hier keine Berücksichtigung, da es dafür einen eigenen Punkt (5.7) gibt.

Kategorie	So bewertet der Gutachter	Eigene Beispiele (Hilfestellungen, Tätigkeiten)
Selbstständig	Die Person benötigt keine Hilfe.	
Überwiegend selbstständig	Die Person kann die Aktivität beispielsweise selbstständig durchführen, wenn Kleidungsstücke passend angereicht oder gehalten werden beim Anziehen eines Hemdes etc. Auch wenn Hilfe nur bei Verschlüssen erforderlich ist, trifft die Bewertung „überwiegend selbstständig" zu, ebenso wenn nur Kontrolle des Sitzes der Kleidung und Aufforderungen zur Vervollständigung der Handlung erforderlich sind.	
Überwiegend unselbstständig	Die Person kann nur bei einem begrenzten Teil der Aktivität mithelfen, beispielsweise die Hände in die Ärmel eines bereitgehaltenen T-Shirts schieben.	
Unselbstständig	Die Person kann sich an der Aktivität nicht oder nur minimal beteiligen.	

4.6 An- und Auskleiden des Unterkörpers

Darum geht es: Fähigkeit, bereitliegende Kleidungsstücke für den Unterkörper an- oder auszuziehen.

Kategorie	So bewertet der Gutachter	Eigene Beispiele (Hilfestellungen, Tätigkeiten)
Selbstständig	Die Person benötigt keine Hilfe.	
Überwiegend selbstständig	Die Person kann die Aktivität beispielsweise selbstständig durchführen, wenn Kleidungsstücke angereicht oder gehalten werden (Einstiegshilfe). Auch wenn Hilfe nur bei Verschlüssen, z. B. Schnürsenkel binden, Knöpfe schließen oder Kontrolle des Sitzes der Kleidung, und Aufforderungen zur Vervollständigung der Handlung erforderlich sind, trifft die Bewertung „überwiegend selbstständig" zu.	
Überwiegend unselbstständig	Die Person kann die Aktivität zu einem geringen Teil selbstständig durchführen. Beispielsweise gelingt das Hochziehen von Hose, Rock zur Taille selbstständig, zuvor muss das Kleidungsstück jedoch von der Pflegeperson über die Füße gezogen werden.	
Unselbstständig	Die Person kann sich an der Aktivität nicht oder nur minimal beteiligen.	

4.7 Mundgerechtes Zubereiten der Nahrung und Eingießen von Getränken

Darum geht es: Zum Beispiel das Zerteilen von belegten Brotscheiben, Obst oder anderen Speisen in mundgerechte Stücke, das Kleinschneiden von Fleisch, das Zerdrücken von Kartoffeln, Pürieren der Nahrung, Verschlüsse von Getränkeflaschen öffnen, Getränke aus einer Flasche oder Kanne in ein Glas bzw. eine Tasse eingießen, ggf. unter Nutzung von Hilfsmitteln wie Antirutschbrett oder sonstigen Gegenständen wie Spezialbesteck.

Kategorie	So bewertet der Gutachter	Eigene Beispiele (Hilfestellungen, Tätigkeiten)
Selbstständig	Die Person benötigt keine Hilfe.	
Überwiegend selbstständig	Es ist punktuelle Hilfe erforderlich, z. B. beim Öffnen einer Flasche oder beim Schneiden von harten Nahrungsmitteln.	
Überwiegend unselbstständig	Die Person kann die Aktivität zu einem geringen Teil selbstständig durchführen, beispielsweise schneidet sie zwar belegte Brotscheiben, schafft es aber nicht, mundgerechte Stücke herzustellen. Oder sie gießt aus einer Flasche Wasser ins Glas, verschüttet das Wasser dabei jedoch regelmäßig.	
Unselbstständig	Die Person kann sich an der Aktivität nicht oder nur minimal beteiligen.	

4.8 Essen

Darum geht es: Bereitgestellte, mundgerecht zubereitete Speisen zu essen. Darunter fällt auch das Zum-Mund-Führen der Nahrung (umgangssprachlich „Füttern"), die Fähigkeit zum Abbeißen und Schlucken und auch die Fähigkeit, **ausreichend** Nahrung zu sich zu nehmen.

Kategorie	So bewertet der Gutachter	Eigene Beispiele (Hilfestellungen, Tätigkeiten)
Selbstständig	Die Person benötigt keine Hilfe.	
Überwiegend selbstständig	Die Person kann überwiegend selbstständig essen, benötigt aber punktuelle Anleitung, muss beispielsweise aufgefordert werden, mit dem Essen zu beginnen oder weiterzuessen. Es sind punktuelle Hilfen erforderlich, z. B. Zurücklegen aus der Hand gerutschter Speisen oder Besteck in die Hand geben.	
Überwiegend unselbstständig	Es muss ständig zur Nahrungsaufnahme motiviert werden oder die Nahrung muss größtenteils gereicht werden oder es ist ständige und unmittelbare Eingreifbereitschaft der Pflegeperson erforderlich, weil die Gefahr des Verschluckens besteht.	
Unselbstständig	Die Nahrung muss (nahezu) komplett gereicht werden.	

4.9 Trinken

Darum geht es: Die Aufnahme von bereitstehenden Getränken, ggf. mit Gegenständen wie Strohhalm, Spezialbecher mit Trinkaufsatz. Wie schon beim vorhergegangenen Punkt geht es auch hier mit um die Fähigkeit, **ausreichend** Flüssigkeit zu sich zu nehmen.

Kategorie	So bewertet der Gutachter	Eigene Beispiele (Hilfestellungen, Tätigkeiten)
Selbstständig	Die Person benötigt keine Hilfe.	
Überwiegend selbstständig	Die Person kann selbstständig trinken, wenn ein Glas, eine Tasse unmittelbar in Reichweite gestellt oder sie ans Trinken erinnert wird.	
Überwiegend unselbstständig	Das Trinkgefäß muss beispielsweise in die Hand gegeben werden, das Trinken erfolgt jedoch selbstständig, oder die Person muss zu fast jedem Schluck motiviert werden oder es ist ständige und unmittelbare Eingreifbereitschaft der Pflegeperson erforderlich, weil die Gefahr des Verschluckens besteht.	
Unselbstständig	Getränke müssen (nahezu) komplett angereicht werden.	

4.10 Benutzen einer Toilette oder eines Toilettenstuhls

Darum geht es: Gehen zur Toilette, Hinsetzen und Aufstehen, Sitzen während der Blasen- oder Darmentleerung, Intimhygiene und Richten der Kleidung.

Kategorie	So bewertet der Gutachter	Eigene Beispiele (Hilfestellungen, Tätigkeiten)
Selbstständig	Die Person benötigt keine Hilfe.	
Überwiegend selbstständig	Die Person kann die Aktivität überwiegend selbstständig durchführen. Personelle Hilfe kann sich beispielsweise beschränken auf einzelne Handlungsschritte wie zum Beispiel nur dem Bereitstellen und Leeren des Toilettenstuhls (alternativ Urinflasche oder anderer Behälter), nur der Aufforderung oder dem Geben von Orientierungshinweisen zum Auffinden der Toilette oder Begleitung auf dem Weg zur Toilette oder auch nur dem Anreichen von Toilettenpapier oder Waschlappen zur Intimhygiene nach dem Stuhlgang.	
Überwiegend unselbstständig	Die Person kann nur einzelne Handlungsschritte selbst ausführen, zum Beispiel nur Richten der Bekleidung oder Intimhygiene nur nach Wasserlassen.	
Unselbstständig	Die Person kann sich nicht oder nur minimal an der Aktivität beteiligen.	

4.11 Bewältigung der Folgen einer Urin-Inkontinenz und Umgang mit einem Katheter oder künstlichen Blasenausgang

Darum geht es: Hier geht es um die Fähigkeit und Fertigkeit, Material und Hilfsmittel bei vorhandener Urin-Inkontinenz oder einem künstlichen Blasenausgang richtig zu verwenden. Dies kann auch das Entleeren eines Urinbeutels bei Dauerkatheter, Urostoma (künstlicher Blasenausgang) oder die Anwendung eines Urinalkondoms beinhalten. Einmal-Katheterisierung hingegen fällt unter Punkt 5.10.

Kategorie	So bewertet der Gutachter	Eigene Beispiele (Hilfestellungen, Tätigkeiten)
Selbstständig	Die Person kann Hilfsmittel selbstständig benutzen.	
Überwiegend selbstständig	Die Person kann die Aktivität überwiegend selbstständig durchführen, wenn Inkontinenzsysteme angereicht oder entsorgt werden oder die Person an den Wechsel erinnert wird.	
Überwiegend unselbstständig	Die Person kann sich am Wechsel der Inkontinenzsysteme beteiligen, z. B. nur Vorlagen einlegen oder Inkontinenzhosen nur entfernen.	
Unselbstständig	Beteiligung ist nicht oder nur minimal möglich.	

4.12 Bewältigung der Folgen einer Stuhlinkontinenz und Umgang mit einem künstlichen Darmausgang

Darum geht es: Ähnlich wie beim vorhergegangenen Punkt, nur bezogen auf Stuhlinkontinenz: Inkontinenzsysteme und Hilfsmittel für einen künstlichen Darmausgang sachgerecht verwenden, nach Bedarf wechseln und entsorgen.

Kategorie	So bewertet der Gutachter	Eigene Beispiele (Hilfestellungen, Tätigkeiten)
Selbstständig	Die Person kann Hilfsmittel selbstständig benutzen.	
Überwiegend selbstständig	Die Person kann die Aktivität überwiegend selbstständig durchführen, wenn Inkontinenzsysteme bereitgelegt und entsorgt werden oder die Person an den Wechsel erinnert wird.	
Überwiegend unselbstständig	Die Person kann sich am Wechsel der Inkontinenzsysteme beteiligen, z. B. Mithilfe beim Wechsel eines Stomabeutels. Bei Vorliegen einer Stuhlinkontinenz sind Ressourcen beim Wechsel des Inkontinenzmaterials eher selten.	
Unselbstständig	Beteiligung ist nicht oder nur minimal möglich.	

4.13 Künstliche Ernährung über eine Sonde oder Infusion

Dieses Modul ist für Sie nur relevant, wenn eine künstliche Ernährung erforderlich ist.

Darum geht es: Der Gutachter muss Angaben dazu machen, inwiefern der Pflegebedürftige künstlich ernährt wird. Dies kann auf verschiedenen Wegen geschehen, nämlich parenteral (was so viel bedeutet wie „am Darm vorbei", also über eine Infusion direkt in die Blutbahn) oder über Sonden, die in den Magen oder bis in den Dünndarm gelegt werden und über die regelmäßig spezielle Sondennahrung und Flüssigkeit gegeben werden kann.

Besonderheit: Hier unterscheidet der Gutachter nach Häufigkeit der künstlichen Ernährung, wenn der Pflegebedürftige dabei Hilfe benötigt.

Kategorie	So bewertet der Gutachter	Eigene Beispiele (Hilfestellungen, Tätigkeiten)
Versorgung selbstständig	Die Person führt die Versorgung ohne Fremdhilfe durch.	
Hilfe nicht täglich und nicht auf Dauer	Die Person erhält zusätzlich zur normalen Nahrungsaufnahme Nahrung oder Flüssigkeit über einen Port oder über eine Sonde, aber nur gelegentlich oder vorübergehend.	

Fortsetzung → Seite 119

Hilfe/Ernährung täglich zusätzlich zu normaler Ernährung	Die Person erhält in der Regel täglich Nahrung oder Flüssigkeit über einen Port oder über eine Sonde und täglich normal Nahrung. Sie wird zum Teil, aber nicht ausreichend über die normale Nahrungsaufnahme ernährt und benötigt zur Nahrungsergänzung bzw. zur Vermeidung von Mangelernährung täglich Sonderkost.	
Hilfe/Ernährung ausschließlich oder nahezu ausschließlich	Die Person erhält ausschließlich oder nahezu ausschließlich Nahrung und Flüssigkeit über einen Port oder über eine Sonde. Eine normale Nahrungsaufnahme erfolgt nicht oder nur in geringem Maße zur Förderung der Sinneswahrnehmung.	

Meine Notizen zum Modul „Selbstversorgung"

_____

_____

_____

_____

_____

_____

_____

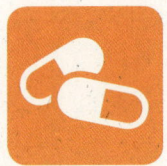

Modul 5 – Bewältigung von und selbstständiger Umgang mit krankheits- und therapiebedingten Anforderungen und Belastungen

Unter diesen recht sperrigen Begriff fallen im Wesentlichen arztbezogene oder ärztlich angeordnete Maßnahmen, wie zum Beispiel Medikamentengabe, die Versorgung mit Sauerstoff oder Arzt- und Therapeutenbesuche.

Besonderheit: Abweichend von den anderen Bereichen, muss der Gutachter hier einschätzen, ob der Pflegebedürftige bei den einzelnen Kriterien Hilfe benötigt und zusätzlich, wie häufig diese Hilfen pro Tag, pro Monat oder pro Woche anfallen. Die Punkte werden in diesem Bereich wie folgt verteilt:

Kriterien 5.1 bis 5.7		
mindestens einmal bis maximal dreimal täglich	mehr als dreimal bis maximal achtmal täglich	mehr als achtmal täglich
1 Punkt	2 Punkte	3 Punkte

Kriterien 5.8 bis 5.11		
ein- bis mehrmals wöchentlich	ein- bis zweimal täglich	mindestens dreimal täglich
1 Punkt	2 Punkte	3 Punkte

Modul 5 – Krankheits- und therapiebedingte Anforderungen und Belastungen

Bei den Kriterien 5.12 bis 5.15 gibt es keine direkte Punktezuordnung. Dort wird die Häufigkeit mit einem festgelegten Faktor multipliziert.

5.1 Medikation

Darum geht es: Tabletteneinnahme und andere Medikamente, die man schlucken muss, Augen- und Ohrentropfen, Zäpfchen und Medikamentenpflaster.

Häufigkeit pro Tag	Häufigkeit pro Woche	Häufigkeit pro Monat

5.2 Injektionen

Darum geht es: Spritzen, die in das Unterhaut-Fettgewebe („subkutan" – zum Beispiel bei Insulin, aber auch Medikamenten-Pumpen und Infusionen zur Flüssigkeits-Versorgung) oder in den Muskel (intramuskulär) gegeben werden.

Häufigkeit pro Tag	Häufigkeit pro Woche	Häufigkeit pro Monat

5.3 Versorgung intravenöser Zugänge (z.B. Port)

Darum geht es: Ein Port oder Portkatheter ist ein feiner Schlauch, der zunächst über eine Nadel – ähnlich dem Blutabnehmen – in eine Vene gelegt wird, dort aber länger verbleiben kann und über den dann regelmäßig Medikamente verabreicht werden können. Um ein Verstopfen zu vermeiden und Entzündungen vorzubeugen und rechtzeitig zu erkennen, ist in der Regel eine fachpflegerische Versorgung notwendig. Auch spezielle Katheter, über die man Medikamente zur Schmerzbekämpfung geben kann, fallen darunter.

Häufigkeit pro Tag	Häufigkeit pro Woche	Häufigkeit pro Monat

5.4 Absaugen und Sauerstoffgabe

Darum geht es: Regelmäßiges Absaugen von Atemsekret kann bei beatmeten oder Schwerstpflegebedürftigen Patienten notwendig sein. Daneben fällt auch das An- und Ablegen von Sauerstoffmasken oder das Durchführen von Inhalationen unter diesen Punkt.

Häufigkeit pro Tag	Häufigkeit pro Woche	Häufigkeit pro Monat

5.5 Einreibungen oder Kälte- und Wärmeanwendungen

Darum geht es: Anwendung von ärztlich angeordneten Salben, Cremes, Emulsionen, außerdem Kälte- und Wärmeanwendungen, die zum Beispiel bei rheumatischen Erkrankungen zur Anwendung kommen können. Jede Maßnahme ist auch einzeln zu berücksichtigen.

Häufigkeit pro Tag	Häufigkeit pro Woche	Häufigkeit pro Monat

5.6 Messung und Deutung von Körperzuständen

Darum geht es: Sämtliche auf Anordnung eines Arztes erfolgende Messungen wie zum Beispiel Puls, Blutdruck, Temperatur, Gewicht, Flüssigkeitsein- und ausfuhr und die daraus zu ziehenden Schlüsse (wie zum Beispiel die korrekte Gabe von Insulin nach Messung des Blutzuckers oder das Aufsuchen des Arztes bei Überschreitung bestimmter Werte).

Häufigkeit pro Tag	Häufigkeit pro Woche	Häufigkeit pro Monat

5.7 Körpernahe Hilfsmittel

Darum geht es: Hier ist vor allem das An- und Ablegen von Prothesen, aber auch Brillen, Hörgeräten, Kompressionsstrümpfen oder Ähnlichem sowie deren Reinigung gemeint. Einzige Ausnahme: Die Zahnprothese wird unter 4.2 berücksichtigt.

Häufigkeit pro Tag	Häufigkeit pro Woche	Häufigkeit pro Monat

5.8 Verbandwechsel und Wundversorgung

Darum geht es: Im Besonderen um die Versorgung von chronischen, also lang andauernden und schlecht heilenden Wunden.

Häufigkeit pro Tag	Häufigkeit pro Woche	Häufigkeit pro Monat

5.9 Versorgung mit Stoma

Darum geht es: Berücksichtig wird hier die spezielle Versorgung von künstlichen Darm-, Blasen- oder sonstigen Aus- und Eingängen (zum Beispiel ein Luftröhrenschnitt/Tracheostoma oder eine durch die Bauchdecke gelegte Magensonde). Betrachtet wird die spezielle Pflege, wie zum Beispiel ein Verbandwechsel, die Desinfektion und oder auch das Reinigen eines Katheters. Das reine Entleeren von Urinbeuteln oder Anhängen von Sondennahrung wird im Modul 4 berücksichtigt.

Häufigkeit pro Tag	Häufigkeit pro Woche	Häufigkeit pro Monat

5.10 Regelmäßige Einmalkatheterisierung und Nutzung von Abführmethoden

Darum geht es: Bei manchen Störungen der Blasenfunktion kann es notwendig sein, dass die Blase regelmäßig über einen Katheter, der über die Harnröhre eingeführt (und danach wieder herausgezogen wird) entleert wird. Unter Abführmethoden versteht man beispielsweise die Anwendung eines Klistiers/eines Einlaufs oder auch das „Ausräumen", also die Stuhlentleerung mittels Finger.

Häufigkeit pro Tag	Häufigkeit pro Woche	Häufigkeit pro Monat

5.11 Therapiemaßnahmen in häuslicher Umgebung

Darum geht es: Durchführen krankengymnastischer Übungen, Atemübungen oder logopädischer Übungen in Eigenregie nach erfolgter Anleitung, spezielle Mobilisationstechniken oder auch die Anwendung einer sogenannten Bauchfell-Dialyse (auch Peritonealdialyse oder CAPD).

Häufigkeit pro Tag	Häufigkeit pro Woche	Häufigkeit pro Monat

5.12 Zeit- und technikintensive Maßnahmen in häuslicher Umgebung

Daum geht es: Sehr spezielle, medizinisch notwendige Maßnahmen, die zwar zu Hause, aber nur unter ständiger Überwachung durch zumindest geschulte Pflegepersonen durchgeführt werden können. Dazu zählen vor allem die Beatmung und die Dialyse/Blutwäsche.

Häufigkeit pro Tag	Häufigkeit pro Woche	Häufigkeit pro Monat

5.13 Arztbesuche

Darum geht es: Regelmäßige Besuche beim niedergelassenen Hausarzt oder Facharzt zu diagnostischen oder therapeutischen Zwecken. Wenn eine Unterstützung auf dem Weg zu oder bei Arztbesuchen erforderlich ist, ist diese mit einer durchschnittlichen Häufigkeit zu erfassen.

Häufigkeit pro Tag	Häufigkeit pro Woche	Häufigkeit pro Monat

5.14 Besuche anderer medizinischer oder therapeutischer Einrichtungen (bis zu drei Stunden)

Darum geht es: In Abgrenzung zum vorgenannten Punkt geht es hier um Physiotherapeuten/Krankengymnasten, Ergotherapeuten, Logopäden, Psychotherapeuten, Krankenhäuser zur ambulanten Behandlung oder Diagnostik oder anderen Einrichtungen des Gesundheitswesens.

Häufigkeit pro Tag	Häufigkeit pro Woche	Häufigkeit pro Monat

5.15 Zeitlich ausgedehnte Besuche anderer medizinischer oder therapeutischer Einrichtungen (länger als drei Stunden)

Darum geht es: Wie oben, nur entsprechend länger. Der regelmäßige Mehraufwand sollte sich begründen lassen. Beispiele für solche lang dauernden Besuche können eine Dialyse oder eine Chemotherapie sein.

Häufigkeit pro Tag	Häufigkeit pro Woche	Häufigkeit pro Monat

5.16 Einhaltung einer Diät und anderer krankheits- oder therapiebedingter Verhaltensvorschriften. Abweichend zu den andern Kriterien in Modul 5 geht es hier wieder um die Selbstständigkeit.

Darum geht es: Hier geht es um ganz konkrete, von Ärzten angeordnete Verhaltensvorschriften in Bezug auf eine Krankheit. Dabei kann es sich um eine spezielle Diät oder eine besondere Form der Ernährung handeln, aber auch um das Durchführen regelmäßiger Sauerstoffgaben (und die Überwachung, dass die pflegebedürftige Person die Vorschrift einhält).

Kategorie	So bewertet der Gutachter	Meine Beobachtungen (Hilfestellungen, Tätigkeiten)
Selbstständig	Die Person kann die Vorschriften selbstständig einhalten. Das Bereitstellen einer Diät reicht aus.	
Überwiegend selbstständig	Die Person benötigt Erinnerung, Anleitung. In der Regel reicht das Bereitstellen der Diät nicht aus. Darüber hinausgehendes Eingreifen ist maximal einmal täglich erforderlich.	
Überwiegend unselbstständig	Die Person benötigt meistens Anleitung, Beaufsichtigung. Das Bereitstellen der Diät reicht nicht aus. Darüber hinausgehendes Eingreifen ist mehrmals täglich erforderlich.	
Unselbstständig	Die Person benötigt immer Anleitung, Beaufsichtigung. Das Bereitstellen der Diät reicht nicht aus. Darüber hinausgehendes Eingreifen ist (fast) durchgehend erforderlich.	

Meine Notizen zum Modul „Bewältigung von und selbstständiger Umgang mit krankheits- oder therapiebedingten Anforderungen und Belastungen"

Modul 6 – Gestaltung des Alltagslebens und sozialer Kontakte

Dieses letzte Modul berücksichtigt die Fähigkeit, einen Tagesablauf selbstständig zu gestalten, Aktivitäten zu planen oder auch darum, soziale Kontakte aufrechtzuerhalten (oder auch zu beenden). Auch hier folgt die Bewertung der bekannten Einteilung in „selbstständig", „überwiegend selbstständig", überwiegend unselbstständig" und „unselbstständig".

6.1 Gestaltung des Tagesablaufs und Anpassung an Veränderung

Darum geht es: Den Tagesablauf nach individuellen Gewohnheiten und Vorlieben einteilen und bewusst gestalten und bei Notwendigkeit an äußere Veränderungen anpassen. Beispiele dafür können sein: die Festlegung, wann der Tag beginnen soll oder wann jemand zu Bett gehen möchte, die Planung von Spaziergängen oder anderen Alltagsaktivitäten.

Kategorie	So bewertet der Gutachter	Eigene Beispiele (Hilfestellungen, Tätigkeiten)
Selbstständig	Die Person benötigt keine Hilfe.	
Überwiegend selbstständig	Die Routineabläufe können weitgehend selbstständig gestaltet werden, bei ungewohnten Veränderungen ist Unterstützung notwendig. Es reichen z. B. Erinnerungshilfen an einzelne vereinbarte Termine. Überwiegend selbstständig ist eine Person beispielsweise auch dann, wenn ihre Kommunikationsfähigkeit oder Sinneswahrnehmung stark beeinträchtigt ist und sie daher Hilfe benötigt, um den Tagesablauf mit anderen Menschen abzustimmen.	
Überwiegend unselbstständig	Die Person benötigt Hilfe beim Planen des Routinetagesablaufs. Sie ist aber in der Lage, Zustimmung oder Ablehnung zu Strukturierungsangeboten zu signalisieren. Sie kann eigene Planungen häufig nicht einhalten, da diese wieder vergessen werden. Deshalb ist über den ganzen Tag hinweg eine Erinnerung bzw. Aufforderung erforderlich. Überwiegend unselbstständig ist auch eine Person, die zwar selbst planen und entscheiden kann, aber für jegliche Umsetzung personelle Hilfe benötigt.	
Unselbstständig	Mitwirkung an der Tagesstrukturierung oder Orientierung an vorgegebenen Strukturen ist nicht oder nur minimal möglich.	

6.2 Ruhen und Schlafen

Darum geh es: Die Fähigkeit, nach individuellen Gewohnheiten einen Tag-Nacht-Rhythmus einzuhalten und für ausreichende Ruhe- und Schlafphasen zu sorgen. Das fängt beim Erkennen, dass man eine Ruhephase benötigt, an und geht bis zur körperlichen Fähigkeit, ins Bett zu gehen und die Ruhephasen einzuhalten.

Kategorie	So bewertet der Gutachter	Eigene Beispiele (Hilfestellungen, Tätigkeiten)
Selbstständig	Die Person benötigt keine Hilfe.	
Überwiegend selbstständig	Die Person benötigt personelle Hilfe beim Aufstehen oder Zu-Bett-Gehen, z. B. Transferhilfen oder zeitliche Orientierungshilfen beim Wecken oder Aufforderung, schlafen zu gehen. Zum Teil werden auch einzelne Hilfen wie z. B. Abdunkeln des Schlafraumes benötigt. Die Nachtruhe ist meist ungestört, nur gelegentlich entsteht nachts ein Hilfebedarf.	
Überwiegend unselbstständig	Es treten regelmäßig Einschlafprobleme oder nächtliche Unruhe auf, die die Person größtenteils nicht allein bewältigen kann. Deshalb sind regelmäßige Einschlafrituale und beruhigende Ansprache in der Nacht erforderlich. Überwiegend unselbstständig ist auch eine Person, die wegen hochgradiger motorischer Beeinträchtigung regelmäßig in der Nacht personeller Hilfe bedarf, um weiterschlafen zu können, z. B. bei Lagewechsel oder Toilettengängen in der Nacht.	

Fortsetzung → Seite 133

Unselbst-ständig	Die Person verfügt über keinen oder einen gestörten Schlaf-Wach-Rhythmus. Dies gilt u. a. für mobile gerontopsychiatrisch erkrankte Personen und auch für Menschen, die keinerlei Aktivitäten ausüben (z. B. Wachkoma-Patienten) oder Personen, die regelmäßig mindestens dreimal in der Nacht personelle Unterstützung benötigen.	

6.3 Sich beschäftigen

Darum geht es: Die verfügbare Zeit nutzen, um Aktivitäten durchzuführen, die den eigenen Vorlieben und Interessen entsprechen – im weitesten Sinne also Hobbys und andere Freizeitaktivitäten.

Kategorie	So bewertet der Gutachter	Eigene Beispiele (Hilfestellungen, Tätigkeiten)
Selbstständig	Die Person benötigt keine Hilfe.	
Überwiegend selbstständig	Es ist nur in geringem Maße Hilfe erforderlich, zum Beispiel beim Zurechtlegen und Richten von Gegenständen, wie etwa Bastelmaterial, Fernbedienung, Kopfhörer oder Erinnerung an gewohnte Aktivitäten, Motivation oder Unterstützung bei der Entscheidungsfindung (zum Beispiel durch Vorschläge).	
Überwiegend unselbstständig	Die Person kann sich an Beschäftigungen beteiligen, aber nur mit (kontinuierlicher) Anleitung, Begleitung oder motorischer Unterstützung.	
Unselbstständig	Die Person kann an der Entscheidung oder Durchführung nicht nennenswert mitwirken. Sie zeigt keine Eigeninitiative, kann Anleitungen und Aufforderungen nicht kognitiv umsetzen, beteiligt sich nicht oder nur minimal an angebotenen Beschäftigungen.	

6.4 Vornehmen von in die Zukunft gerichteten Planungen

Darum geht es: Längere Zeitabschnitte überschauend über den Tag hinausplanen: Dabei kann es um Geburtstage und Feste gehen, aber auch um Termine bei der Bank oder Behörden und sonstige Planungen, die notwendig oder gewünscht sind.

Kategorie	So bewertet der Gutachter	Eigene Beispiele (Hilfestellungen, Tätigkeiten)
Selbstständig	Die Person benötigt keine Hilfe.	
Überwiegend selbstständig	Die Person nimmt sich etwas vor, muss aber erinnert werden, dies auch durchzuführen. Oder sie benötigt infolge körperlicher Beeinträchtigungen regelmäßig Hilfe im Bereich der Kommunikation, um sich mit anderen Menschen verabreden zu können.	
Überwiegend unselbstständig	Die Person plant von sich aus nicht, entscheidet aber mit Unterstützung durch andere Personen. Sie muss an die Umsetzung der eigenen Entscheidungen erinnert werden oder benötigt bei der Umsetzung emotionale oder körperliche Unterstützung. Überwiegend unselbstständig ist daher auch eine Person, die zwar geistig in der Lage ist, selbstständig zu planen und zu entscheiden, aber so stark körperlich beeinträchtigt ist, dass sie für alle Umsetzungsschritte personelle Hilfe benötigt.	

Fortsetzung → Seite 136

Kategorie	So bewertet der Gutachter	
Unselbst-ständig	Die Person verfügt nicht über Zeitvorstellungen für Planungen über den Tag hinaus, auch bei Vorgabe von Auswahloptionen wird weder Zustimmung noch Ablehnung signalisiert.	

6.5 Interaktion mit Personen im direkten Kontakt

Darum geht es: Im direkten Kontakt mit Angehörigen, Pflegepersonen, Mitbewohnern oder Besuchern umgehen, Kontakt aufnehmen, Personen ansprechen, auf Ansprache reagieren.

Kategorie	So bewertet der Gutachter	Eigene Beispiele (Hilfestellungen, Tätigkeiten)
Selbstständig	Die Person benötigt keine Hilfe.	
Überwiegend selbstständig	Umgang mit bekannten Personen erfolgt selbstständig, zur Kontaktaufnahme mit Fremden ist Unterstützung erforderlich, z. B. Anregung, zu einer neuen Mitbewohnerin oder einem neuen Mitbewohner Kontakt aufzunehmen, oder punktuelle Unterstützung bei der Überwindung von Sprech-, Sprach- und Hörproblemen.	

Fortsetzung → Seite 137

Überwiegend unselbstständig	Die Person ergreift von sich aus kaum Initiative. Sie muss angesprochen oder motiviert werden, reagiert aber verbal oder deutlich erkennbar durch andere Formen der Kommunikation (Blickkontakt, Mimik, Gestik). Überwiegend unselbstständig ist auch eine Person, die auf weitgehende Unterstützung bei der Überwindung von Sprech-, Sprach- oder Hörproblemen angewiesen ist.	
Unselbstständig	Die Person reagiert nicht auf Ansprache. Auch nonverbale Kontaktversuche, z. B. Berührungen, führen zu keiner nennenswerten Reaktion.	

6.6 Kontaktpflege zu Personen außerhalb des direkten Umfeldes

Darum geht es: Die Fähigkeit, bestehende Kontakte zu Freunden, Bekannten, Nachbarn aufrechtzuerhalten, beenden oder zeitweise abzulehnen. Dies beinhaltet auch – je nach Bedarf – die Nutzung von Telefon, E-Mail oder das Schreiben von Briefen ebenso wie die Fähigkeit zum Führen eines Gespräches.

Kategorie	So bewertet der Gutachter	Eigene Beispiele (Hilfestellungen, Tätigkeiten)
Selbstständig	Die Person benötigt keine Hilfe.	
Überwiegend selbstständig	Die Person kann planen, braucht aber Hilfe beim Umsetzen wie z. B. Erinnerungszettel bereitlegen oder Telefonnummern mit Namen oder mit Bild versehen, Erinnern und Nachfragen, ob Kontakt hergestellt wurde, oder erinnern an Terminabsprachen. Beispiel: Die Pflegeperson wählt die Telefonnummer, die Person führt dann das Gespräch oder die Person beauftragt die Pflegeperson, ein Treffen mit Freunden, Bekannten zu verabreden.	
Überwiegend unselbstständig	Die Kontaktgestaltung der Person ist eher passiv. Sie sucht von sich aus kaum Kontakt, wirkt aber mit, wenn beispielsweise die Pflegeperson die Initiative ergreift. Überwiegend unselbstständig ist auch, wer aufgrund von somatischen Beeinträchtigungen während der Kontaktaufnahme personelle Unterstützung durch die Bezugsperson, z. B. bei der Nutzung von Kommunikationshilfen (Telefon halten) oder bei der Überwindung von Sprech-, Sprach- oder Hörproblemen, benötigt.	
Unselbstständig	Die Person nimmt keinen Kontakt außerhalb des direkten Umfeldes auf und reagiert nicht auf Anregungen zur Kontaktaufnahme.	

Meine Notizen zum Modul „Gestaltung des Alltagslebens und sozialer Kontakte"

Weitere Notizen zur Vorbereitung des Gutachtertermins

An dieser Stelle können Sie sich weitere Notizen für den Gutachter machen, die aus der Checkliste nicht hervorgehen. Das können Hinweise darauf sein, ob der Pflegebedarf regelmäßig stark schwankt oder ob und warum bestimmte Hilfsmittel nicht verwendet wurden. Oder Hinweise zu neu aufgetretenen Symptomen, die bislang noch nicht in den Unterlagen auftauchten. Die Gutachter sind zwar verpflichtet, alle diese Faktoren von sich aus zu berücksichtigen, jedoch sollten Sie sich nicht alleine darauf verlassen, zumal auch die Zeit beim Gutachterbesuch häufig begrenzt ist.

Sonstige Notizen

_____

_____

_____

_____

_____

_____

_____

_____

Notizen nach dem Besuch des Gutachters

Nach dem Gutachtertermin sollten Sie sich einige wichtige Punkte notieren, zum Beispiel zu diesen Fragen:

- *Wann kam der Gutachter und wann ging er wieder?*

- *Welche Qualifikation hat der Gutachter?*

- *Welche Fragen hat er mir gestellt?*

- *Welche Untersuchungen wurden durchgeführt?*

- *Hat sich der Gutachter Verrichtungen (z.B. Aufstehen und Gehen) zeigen lassen?*

_____

_____

_____

_____

_____

_____

_____

_____

_____

Glossar

Autoaggressives Verhalten Aggressiv/gewalttätig gegen sich selber.

Einmalkatheterisierung Ein dünner Schlauch (Katheter) wird über die Harnröhre in die Blase geführt, der Urin abgelassen und der Schlauch danach wieder entfernt.

Entlastungsbetrag Unterstützungsbetrag von 125 € monatlich, den Pflegebedürftige und Angehörige für ergänzende Betreuungs- und Entlastungsleistungen einsetzen können und durch Kostenerstattung von der Pflegekasse zurückerhalten. Personen in Pflegegrad 1 können mit diesem Geld auch Leistungen eines Pflegedienstes finanzieren. Pflegebedürftige in vollstationärer Pflege (mit Ausnahme von Personen in Pflegegrad 1) erhalten diesen Betrag nicht.

Geldleistung Versicherte erhalten einen Geldbetrag von der Pflegekasse (siehe auch: Pflegegeld, Sachleistung).

Grundpflege Darunter werden in der Pflege vor allem körperbezogene, nicht medizinische Tätigkeiten wie z. B. Hilfe beim Waschen, beim Toilettengang etc. verstanden. Abzugrenzen ist dies von der sogenannten **Behandlungspflege,** bei der die medizinische Versorgung im Vordergrund steht, z. B. Verbände wechseln, Blutzucker messen, Medikamente bereitstellen.

Harninkontinenz Blasenschwäche. Die betroffenen Personen haben Schwierigkeiten, den Urin zu halten.

Heilmittel Im Gegensatz zu Hilfsmitteln versteht man hierunter Verfahren und Behandlungen zur äußeren Anwendung, von denen eine heilsame Wirkung ausgehen soll (z. B. Krankengymnastik, Sprachtherapie).

Hilfsmittel Gegenstände, die erforderlich sind, um den Erfolg einer Behandlung zu sichern, einer drohenden Behinderung vorzubeugen oder eine Behinderung auszugeichen (z. B. Rollstuhl, Inkontinenz-Vorlagen). Hilfsmittel, die von den Kassen bezahlt werden, dürfen keine Gebrauchsgegenstände des täglichen Lebens sein.

Injektionen Spritzen, mit denen flüssige Medikamente unter die Haut oder in einen Muskel verabreicht werden.

Kombinationsleistung (siehe auch: Pflegegeld). Bei Kombinationsleistung kann man Pflegegeld und Sachleistung kombinieren und prozentual aufteilen.

Kurzzeitpflege Kurzzeitige Versorgung (bis zu 8 Wochen) in einer stationären Pflegeeinrichtung.

Leistung Der Begriff Leistung hat im Zusammenhang mit Gesundheitsthemen in der Regel zwei Bedeutungen. Er bezeichnet erstens eine Dienstleistung, die z. B. von einem Pflegedienst erbracht wird und steht zweitens für einen finanziellen Wert (in Form von Geld, einer Sache oder einer Dienstleitung), der z. B. von einer Pflegekasse für den Versicherten erbracht wird und auf die man ggf. einen Anspruch hat. Man sagt z. B.: Sie hat einen Anspruch auf Leistungen aus der Pflegekasse (s. auch Sachleistung).

Leistungen zur sozialen Sicherung der Pflegepersonen Für Pflegepersonen und pflegende Angehörige werden je nach Pflegeaufwand auch Beiträge zur Rentenversicherung abgeführt.

MDK/MDS Abkürzung für „Medizinischer Dienst der Krankenversicherung" bzw. „Medizinischer Dienst des Spitzenverbandes Bund der Krankenkassen". Institution, die im Auftrag von gesetzlichen Kranken- und Pflegekassen medizinische und pflegerische Sachverhalte überprüft.

Medicproof Der Medizinische Dienst der privaten Pflegeversicherung. (Siehe auch: MDK).

Medizinischer Dienst Siehe: MDK.

Messung und Deutung von Körperzuständen Zum Beispiel: Fieber messen.

Motorisch geprägte Verhaltensauffälligkeiten Zum Beispiel: Scheinbar zielloses Umhergehen in der Wohnung.

Orientierung (örtlich/zeitlich) Jemand kann z.B. erkennen, wo er sich befindet und welche Tageszeit gerade ist.

Pflegebedürftigkeit Begriff mit verschiedenen Bedeutungen. Mit Einführung der Pflegeversicherung wurde im Sozialgesetzbuch 11 eine Definition festgelegt, damit man juristisch abgrenzen kann, wann jemand Anspruch auf Leistungen hat und wann nicht. Seit 2017 wird die Beurteilung in Pflegegrade vorgenommen. Grundlage dafür ist eine Einschätzung darüber, wie selbstständig die pflegebedürftige Person noch ist. Dies hat jedoch zur Folge, dass nicht jeder, der pflegebedürftig ist, auch Anspruch auf Leistungen aus der Pflegeversicherung hat. In diesem Ratgeber wird auf den gesetzlich vorgegebenen Begriff der Pflegebedürftigkeit Bezug genommen.

Pflegefachkraft Professionell pflegende Person mit einer dreijährigen Ausbildung.

Pflegegeld Versicherte haben ab einem bestimmten Grad der Pflegebedürftigkeit Anspruch auf Leistungen aus der Pflegeversicherung. Dabei können sie zwischen Geldleistungen für private Hilfen (Pflegegeld) und Sachleistungen (für einen Pflegedienst) oder einer Kombination aus beiden Formen wählen.

Pflegegrad Der Begriff dient in der Pflegeversicherung der Unterscheidung von verschiedenen Schweregraden der Pflegebedürftigkeit. Nach der Einteilung in einen Pflegegrad bemisst sich die Höhe der Leistung. Für die Ermittlung des Pflegegrades wird eingeschätzt, in welchem Ausmaß die pflegebedürftige Person noch selbstständig ist.

Pflegegutachten Schriftliche Einschätzung, in der die von den Pflegekassen beauftragten Gutachter nach Prüfung der Sachlage ihre Bewertung im Hinblick auf die Pflegebedürftigkeit abgeben. Am Ende erfolgt die Empfehlung zu einer Zuordnung in einen (oder keinen) Pflegegrad. Das Gutachten wird vom MDK bzw. Gutachter an die jeweilige Pflegekasse weitergeleitet, die dann über den Antrag des Versicherten entscheidet.

Pflegehilfsmittel Objekte und Gegenstände, die zur Erleichterung der Pflege oder zur Linderung der Beschwerden des Pflegebedürftigen beitragen oder ihm eine selbstständigere Lebensführung ermöglichen (soweit die Hilfsmittel nicht wegen Krankheit oder Behinderung von der Krankenversicherung oder anderen zuständigen Leistungsträgern zu zahlen sind).

Pflegekurs Schulungen für pflegende Angehörige. Pflegekassen sind verpflichtet, Pflegekurse, in denen grundlegende Pflegetechniken und theoretische Kenntnisse vermittelt werden, zu finanzieren. Zum Teil erfolgen die Schulungen in Kooperation mit lokalen Pflegediensten.

Pflegetagebuch/Pflegecheckliste Eine schriftliche Aufzeichnung pflegerischer Tätigkeiten, z. B. zur Vorbereitung auf den Hausbesuch des Medizinischen Dienstes/des Gutachters. In Bezug auf die Pflege sollte darin stehen,
- wer pflegt
- was genau gemacht wird
- wie häufig geholfen wird
- welche Schwierigkeiten bei der Pflege vorhanden sind

- welche Dinge jemand noch selbstständig bzw. nur mit Hilfe erledigen kann.

Pflegeversicherung   Auch SGB (Sozialgesetzbuch) 11; SGB XI. Gesetz, in dem die rechtlichen Rahmenbedingungen für ambulante und stationäre Pflege, Beiträge und Leistungen für Pflegebedürftige und Pflegepersonen geregelt sind. Die Pflegeversicherung ist keine Vollversicherung. Sie zahlt erst ab einem bestimmten Grad der Pflegebedürftigkeit und nur bis zu einem gesetzlich festgelegten Betrag.

physisch aggressives Verhalten   Physisch = körperlich – Gewaltanwendung z.B. gegenüber der Pflegeperson.

Port   Als Port wird ein dauerhafter Zugang, in der Regel zu einer größeren Vene (Blutader), bezeichnet. Kommt zum Beispiel bei der Verabreichung einer Chemotherapie bei Krebserkrankungen zum Einsatz.

Sachleistung   In Deutschland gilt für Versicherte in Kranken- und Pflegekasse normalerweise das Sachleistungsprinzip. Damit ist gemeint, dass man von der Versicherung im „Schadensfall" (z. B. wenn ein Hilfsmittel benötigt wird) kein Geld bekommt, sondern direkt die Leistung (in diesem Fall: z. B. ein Rollstuhl) direkt in Anspruch nehmen kann. Die Abrechnung erfolgt dann zwischen der Kasse und dem Leistungserbringer. Ausnahmen: Pflegegeld, Kombinationsleistung.

SGB   Abkürzung für Sozialgesetzbuch. Im Sozialgesetzbuch 11 (SGB XI) stehen die wesentlichen gesetzlichen Regelungen zur Pflegeversicherung.

sozial inadäquate Verhaltensweisen   Inadäquat = für die Situation unpassend, z.B. am Esstisch ausziehen.

Stoma   Künstlicher Ausgang, zum Beispiel Darm- oder Blasenausgang. Auch die Öffnung, die nach einem Luftröhrenschnitt entsteht, wird als Stoma bezeichnet. (siehe auch: Urostoma).

Toilettenstuhl   Ein Toilettenstuhl ist ein Hilfsmittel, mit dem die pflegebedürftige Person direkt über die Toilette gefahren werden kann. Die Sitzfläche kann entfernt werden und darunter findet sich eine Sitzfläche mit Öffnung, ähnlich einer Toilettenbrille.

Umwandlung des ambulanten Sachleistungsbetrages   Pflegebedürftige können ihren Sachleistungsanspruch nicht nur für einen Pflegedienst einsetzen, sondern auch andere Entlastungs- und Betreuungsangebote (anerkannte Unterstützungsangebote im Alltag) damit finanzieren. Versicherte müssen dies bei der Pflegekasse beantragen und erhalten die Kosten in der Regel im Nachhinein erstattet.

Urostoma   Urostoma bezeichnet einen künstlichen Blasenausgang. Der Urin läuft dann in einen Beutel oder wird mit einem Katheter (einem dünnen Kunststoff-Schlauch) abgelassen.

verbale Aggression   Verbal = über die Sprache, z.B. schimpfen, beleidigen.

Verhinderungspflege   Kann beansprucht werden, wenn die häusliche Pflege bereits länger als 6 Monate andauert und die Pflegeperson durch Krankheit oder Urlaub verhindert ist. Anspruch besteht bis zu sechs Wochen im Jahr und bis zu einem bestimmten Höchstsatz.

Verrichtung   Beim „alten" Begutachtungsverfahren wurde häufig von „Verrichtungen oder Aktivitäten des täglichen Lebens" gesprochen. In älteren Broschüren können diese Begriffe noch auftauchen. Gemeint waren damit Dinge wie das Waschen, Ankleiden oder auch die Nahrungsaufnahme.

vokale Auffälligkeiten   Vokal = Lautäußerungen – auffällige Laute und Geräusche, die der Pflegebedürftige macht.

zeit- und technikintensive Maßnahmen in häuslicher Umgebung   Zum Beispiel künstliche Beatmung oder eine Dialyse, wenn sie zu Hause durchgeführt wird.

Stichwortverzeichnis

A
Angehörige 21, 24, 25
Antrag 11, 13

B
Bescheid 13, 53, 61

C
Checkliste 53, 69
Compass 59, 151

D
Darlehen 18, 2
Demenz 4, 41, 100

E
Entlastungsbetrag 22, 23, 25

F
Familienpflegezeit 15, 18, 20

G
Geldleistung 20, 142
Gutachter 12, 15, 58
Gutschein 56

H
Härtefallregelung 3, 19
Hausbesuch 4, 12, 33, 35

K
Kinder 17, 47
Klage 67, 68
Kognitive und kommunikative Fähigkeiten 27, 77
Kombinationsleistung 20, 24, 142
Kostenerstattung 65
Krankenkasse 11
Kriterien 30 f., 40 ff.
Kurzzeitige Arbeitsverhinderung 17
Kurzzeitpflege 22, 25

M
Medicproof 4, 16
Mitwirkung 33, 46
Mobilität 27, 72
Modul 9, 27, 28, 42
Musterbrief 64

P
Pflege
 – ambulante 16, 21
 – aktivierende 40
 – häusliche 20, 22
Pflegebedürftigkeit 3, 8
Pflegebegutachtung im Ausland 45
Pflegebegutachtung im Krankenhaus 36
Pflegeberatung 14, 22, 56
Pflege-Checkliste 51, 69, 144
Pflegefachkraft 64, 66, 144
Pflegegeld 21 ff.
Pflegegrad 11 f., 18, 22, 29, 40
 – vorläufiger 16
Pflegegutachten 4, 60, 67
Pflegegutachter 12, 15, 58
Pflegeheim 35

Pflegehilfsmittel 25, 61, 144
Pflegekasse 4, 11
Pflegekurs 22, 144
Pflegestärkungsgesetz 3
Pflegestufe 3
Pflegetagebuch 144
Pflegezeit 17 ff.
Pflegereform 103
Privatgutachten 67
Prozesskostenhilfe 67
Punkte 28, 48, 69
 – gewichtete 29, 32

R

Rechtsanwalt 67
Rücknahme des Widerspruchs 66

S

Sachleistung 20 ff.
Sachverständiger 58
Selbstversorgung 27, 103
Soziale Sicherung 22, 143
Sozialgericht 67
Stationäre Pflege 22

V

Verhinderungspflege 24, 25
Vollstationäre Pflege 20, 22

W

Widerspruch 63, 67
 – fristwahrender 64
Wohngruppenzuschlag 25

Adressen

Bundesarbeitsgemeinschaft der Senioren-Organisationen (BAGSO) e. V.
Thomas-Mann-Str. 2-4
53111 Bonn
www.bagso.de

Bundesinteressenvertretung für alte und pflegebetroffene Menschen e. V. (BIVA)
Siebenmorgenweg 6-8
53229 Bonn
www.biva.de

Bundesvereinigung Lebenshilfe für Menschen mit geistiger Behinderung e. V.
Raiffeisenstraße 18
35043 Marburg
www.lebenshilfe.de

Bundesverband für körper- und mehrfachbehinderte Menschen e. V.
Brehmstraße 5-7
40239 Düsseldorf
www.bvkm.de

Sozialverband Deutschland e. V. (SoVD)
Stralauer Straße 63
10179 Berlin
www.sovd.de

Sozialverband VdK Deutschland e. V.
Linienstraße 131
10115 Berlin
www.vdk.de

Bundesarbeitsgemeinschaft SELBSTHILFE von Menschen mit Behinderung und chronischer Erkrankung und ihren Angehörigen (BAG SELBSTHILFE) e. V.
Kirchfeldstraße 149
40215 Düsseldorf
www.bag-selbsthilfe.de

Kuratorium Deutsche Altershilfe – Wilhelmine-Lübke-Stiftung e. V.
An der Pauluskirche 3
50677 Köln
www.kda.de

Bürgertelefon für Fragen zur Pflegeversicherung beim Bundesministerium für Gesundheit
030 / 340 60 66 02
Friedrichstraße 108
10117 Berlin
www.bundesgesundheitsministerium.de

Deutsche Verbindungsstelle Krankenversicherung – Ausland (DVKA)
Pennefeldsweg 12 c
53177 Bonn
www.dvka.de

Unabhängige Patientenberatung Deutschland – UPD
12347 Berlin
www.patientenberatung.de

Kostenfreies bundesweites Beratungstelefon: 0800 0 11 77 22

Telefonische Beratung in türkischer Sprache: 0800 011 77 23
Telefonische Beratung in russischer Sprache: 0800 011 77 24
Telefonische Beratung in arabischer Sprache: 0800 33 22 12 25

MDS – Medizinischer Dienst des Spitzenverbandes Bund der Krankenkassen e. V.
Theodor-Althoff-Str. 47
45133 Essen
www.mds-ev.de

MEDICPROOF GmbH (Medizinischer Dienst der privaten Krankenversicherungen)
Gustav-Heinemann-Ufer 74 A
50968 Köln
www.medicproof.de

COMPASS Private Pflegeberatung GmbH (Pflegeberatung der privaten Krankenversicherungen)
Gustav-Heinemann-Ufer 74 C
50968 Köln
www.compass-pflegeberatung.de

Zentrum für Qualität in der Pflege
Reinhardtstraße 45
10117 Berlin
www.zqp.de

Adressen der Verbraucherzentralen

Verbraucherzentrale Baden-Württemberg e. V.
Telefon: 0711/66 91-10
www.vz-bawue.de

Verbraucherzentrale Bayern e. V.
Telefon: 0 89/5 39 87-0
www.verbraucherzentrale-bayern.de

Verbraucherzentrale Berlin e. V.
Telefon: 0 30/2 14 85-0
www.vz-berlin.de

Verbraucherzentrale Brandenburg e. V.
Telefon: 03 31/2 98 71-0
www.verbraucherzentrale-brandenburg.de

Verbraucherzentrale Bremen e. V.
Telefon: 04 21/1 60 77-7
www.verbraucherzentrale-bremen.de

Verbraucherzentrale Hamburg e. V.
Telefon: 0 40/2 48 32-0
www.vzhh.de

Verbraucherzentrale Hessen e. V.
Telefon: 069/97 20 10-900
www.verbraucher.de

Verbraucherzentrale Mecklenburg-Vorpommern e. V.
Telefon: 03 81/2 08 70 50
www.verbraucherzentrale-mv.eu

Verbraucherzentrale Niedersachsen e. V.
Telefon: 05 11/9 11 96-0
www.verbraucherzentrale-niedersachsen.de

Verbraucherzentrale Nordrhein-Westfalen e. V.
Telefon: 02 11/38 09-0
www.verbraucherzentrale.nrw

Verbraucherzentrale Rheinland-Pfalz e. V.
Telefon: 0 61 31/28 48-0
www.verbraucherzentrale-rlp.de

Verbraucherzentrale des Saarlandes e. V.
Telefon: 06 81/5 00 89-0
www.vz-saar.de

Verbraucherzentrale Sachsen e. V.
Telefon: 03 41/69 62 90
www.verbraucherzentrale-sachsen.de

Verbraucherzentrale Sachsen-Anhalt e. V.
Telefon: 03 45/2 98 03-29
www.vzsa.de

Verbraucherzentrale Schleswig-Holstein e. V.
Telefon: 04 31/5 90 99-0
www.vzsh.de

Verbraucherzentrale Thüringen e. V.
Telefon: 03 61/5 55 14-0
www.vzth.de

Impressum

Herausgeber

Verbraucherzentrale Nordrhein-Westfalen e. V.
Mintropstraße 27
40215 Düsseldorf
Telefon: 02 11/38 09-0
Fax: 02 11/38 09-235
www.verbraucherzentrale.nrw

Mitherausgeber

Verbraucherzentrale Hamburg e. V.
(Adresse → Seite 151)

Text	Stefan Palmowski, Witten
Fachliche Beratung	Catharina Hansen, Verena Querling
Koordination, Lektorat	Frank Wolsiffer
Korrektorat	Hartmut Schönfuß, Berlin
Umschlaggestaltung	Ute Lübbeke, LNT Design, Köln www.LNT-design.de
Gestaltungskonzept	Punkt 8, Berlin www.punkt8-berlin.de
Layout und Satz	Sibylle in der Schmitten, Düsseldorf, www.two-up.de
Titelbild	Appleuzr – istockphoto
Druck	Druckerei Weppert Schweinfurt GmbH Gedruckt auf 100 % Recyclingpapier
Redaktionsschluss:	Januar 2017